生命教育丛书

人最宝贵的是生命，生命只有一次

认识我们的身体

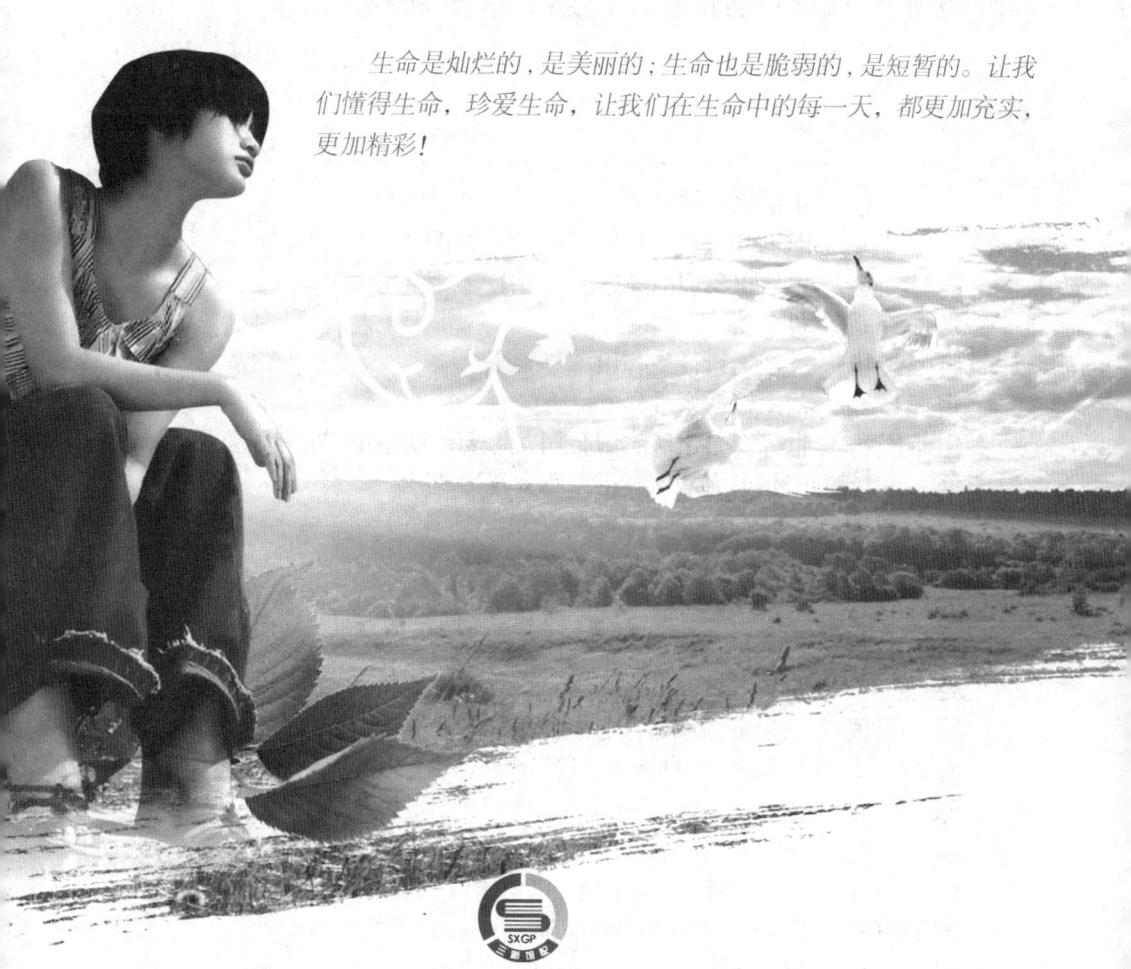

生命是灿烂的，是美丽的；生命也是脆弱的，是短暂的。让我们懂得生命，珍爱生命，让我们在生命中的每一天，都更加充实，更加精彩！

本书编写组
付平 刘懿 苟慎菊 ◎编著

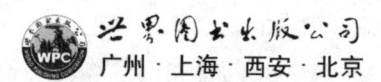

世界图书出版公司
广州·上海·西安·北京

图书在版编目（CIP）数据

认识我们的身体/《认识我们的身体》编写组编．—广州：广东世界图书出版公司，2009.11（2021.11重印）
 ISBN 978－7－5100－1265－5

Ⅰ．认… Ⅱ．认… Ⅲ．人体－青少年读物 Ⅳ．R32－49

中国版本图书馆 CIP 数据核字（2009）第 204809 号

书　　名	认识我们的身体 REN SHI WO MEN DE SHEN TI
编　　者	《认识我们的身体》编写组
责任编辑	鲁名琰
装帧设计	三棵树设计工作组
责任技编	刘上锦　余坤泽
出版发行	世界图书出版有限公司　世界图书出版广东有限公司
地　　址	广州市海珠区新港西路大江冲 25 号
邮　　编	510300
电　　话	020-84451969　84453623
网　　址	http://www.gdst.com.cn
邮　　箱	wpc_gdst@163.com
经　　销	新华书店
印　　刷	三河市人民印务有限公司
开　　本	787mm×1092mm　1/16
印　　张	13
字　　数	160 千字
版　　次	2009 年 11 月第 1 版　2021 年 11 月第 6 次印刷
国际书号	ISBN 978-7-5100-1265-5
定　　价	38.80 元

版权所有　翻印必究

（如有印装错误，请与出版社联系）

光辉书房新知文库
"生命教育"丛书编委会

主　编：
　　梁晓声　著名作家，北京语言大学教授
　　王利群　解放军装甲兵工程学院心理学教授

编　委：
　　康海龙　解放军总政部队教育局干部
　　李德周　解放军西安政治学院哲学教授
　　张　明　公安部全国公安文联会刊主编
　　过剑寿　北京市教育考试院
　　张彦杰　北京市教育考试院
　　张　娜　北京大学医学博士　北京同仁医院主任医师
　　付　平　四川大学华西医院肾脏内科主任、教授
　　龚玉萍　四川大学华西医学院教授
　　刘　钢　四川大学华西医学院教授
　　张未平　国防大学副教授
　　杨树山　中国教师研修网执行总编
　　张理义　解放军102医院副院长
　　王普杰　解放军520医院院长　主任医师
　　卢旨明　心理学教授、中国性学会性教育与性社会学专业委员

执行编委：
　　孟微微　于　始

"光辉书房新知文库"

总策划/总主编：石　恢

副总主编：王利群　方　圆

本册主笔

付　平　刘　懿　苟慎菊

本书参编人员

刘荣波　廖宇捷　艾　媛　陈　石

李　晶　路　遥　唐　怡　王　澎

文光旭　徐盈舒　张　帆

序：让生命更加精彩

在中国进入经济高速发展，物质财富日渐丰富的同时，新的一代年轻人逐渐走向社会，他们中的许多人在升学、就业、情感、人际关系等方面遭遇的困惑，正在成为这个时代的普遍性问题。

有媒体报道，近30%的中学生在走进校门的那一刻，感到心情郁闷、紧张、厌烦、焦虑，甚至恐惧。卫生部在"世界预防自杀日"公布的一项调查数据显示，自杀在中国人死亡原因中居第5位，15～35岁年龄段的青壮年中，自杀列死因首位。由于学校对生命教育的长期缺失，家庭对死亡教育的回避，以及社会上一些流行观念的误导，使年轻一代孩子们生命意识相对淡薄。尽快让孩子们在人格上获得健全发展，养成尊重生命、爱护生命、敬畏生命的意识，已成为全社会急需解决的事情。

生命教育，顾名思义就是有关生命的教育，其目的是通过对中小学生进行生命的孕育、生命的发展等知识的教授，让他们对生命有一定的认识，对自己和他人的生命抱珍惜和尊重的态度，并在受教育的过程中，培养对社会及他人的爱心，在人格上获得全面发展。

生命意识的教育，首先是珍惜生命教育。人最宝贵的是生命，生命对于我们每个人来说，都只有一次。在生命的成长过程中，我们都要经历许许多多的人生第一次，只有我们充分体验生命的丰富与可贵，深刻地认识到生命到底意味着什么。

　　生命教育还要解决生存的意义问题。因为人不同于动物，不只是活着，人还要追求人生的价值和意义。它不仅包括自我的幸福、自我的追求、自我人生价值的实现，还表现在对社会、对人类的关怀和贡献。没有任何信仰而只信金钱，法律和道德将因此而受到冲击。生命信仰的重建是中小学生生命教育至关重要的一环。这既是生命存在的前提，也是生命教育的最高追求。

　　生命教育在最高层次上，就是要教人超越自我，达到与自身、与他人、与社会、与自然的和谐境界。我们不仅要热爱、珍惜自己的生命，对他人的生命、对自然环境和其他生命的尊重和保护也同样重要。世界因多样生命的存在而变得如此生动和精彩，每个生命都有其存在的意义与价值，各种生命息息相关，需要互相尊重，互相关爱。

　　生命是值得我们欣赏、赞美、骄傲和享受的，但生命发展中并不总是充满阳光和雨露，这其中也有风霜和坎坷。我们要勇敢面对生命的挫折和苦难，绝不能在困苦与挫折面前低头，更不能抛弃生命。

　　生命是灿烂的是美丽的，生命也是脆弱的是短暂的。让我们懂得生命，珍爱生命，使我们能在生命中的每一天，都更加充实，更加精彩！

本丛书编委会

前　言

随着生活水平的逐步提高，人们对自身健康的关注越来越多，对自身身体状况是否异常的了解需要建立在对正常情况的理解基础之上。对青少年来说，身体的发育和智能的发展相当迅速，对正常身体情况的了解有利于对异常情况的认识和辨别，有助于一些疾病的早期发现，早期纠正，提高生活质量，也为今后健康知识的普及提供一定的理论基础。所以说，为青少年编写一本描述正常身体情况的书是非常有必要的。

本书共分十三章：

第一章至第三章介绍了生命的起源、人类社会的演进历史以及人体构建的基础。细胞作为构成人体的基本单位，我们介绍了它的基本构架和组成成分，对现代社会常提及的肿瘤细胞、造血干细胞等在我们所了解的范围内作了相关解释。

第四章至第十二章是全书的主体部分，以构成人体的八大系统为主要内容。每章除了对各系统进行结构解剖和功能性讲解外，还会对常见疾病和保健知识进行介绍，如支气管异物、鼻出血、哮喘、急性阑尾炎、尿路结石、尿毒症等等，以帮助青少年朋友更多地了解和认识我们的身体，即使当疾病来临时，我们也能够从容地应对，保持身体的健康发展。

最后一章向读者展示了身体的另一面，即生理的特殊现象，比如人体的带电现象、独特的生物钟等等，旨在使青少年朋友全方位、

CONTENTS 目录

第一章　生命的演进——人的出现 ……………………………… /1
　　生命的产生 ……………………………………………………… /1
　　生物进化的历程 ………………………………………………… /4
　　达尔文的进化论 ………………………………………………… /5
　　人类的出现 ……………………………………………………… /7

第二章　人体之砖——细胞 ……………………………………… /10
　　人体细胞的结构组成 …………………………………………… /10
　　人体细胞的化学组成 …………………………………………… /14
　　人体细胞的生命活动 …………………………………………… /18
　　千姿百态的人体细胞 …………………………………………… /19

第三章　人体的基本构造——四大组织　八大系统 …………… /23
　　上皮组织 ………………………………………………………… /23
　　结缔组织 ………………………………………………………… /24
　　肌肉组织 ………………………………………………………… /26
　　神经组织 ………………………………………………………… /27
　　八大系统概况 …………………………………………………… /28

第四章　生命的支撑和运动——运动系统 ……………………… /30
　　骨　骼 …………………………………………………………… /31
　　保护好自己的骨骼 ……………………………………………… /34
　　骨连结 …………………………………………………………… /36
　　关节的常见问题 ………………………………………………… /38
　　骨骼肌 …………………………………………………………… /39
　　骨骼肌易产生的疾病 …………………………………………… /41

第五章　人体内环行不息的运输流——循环系统 ……………… /43
　　心　脏 …………………………………………………………… /43
　　冠心病的预防 …………………………………………………… /46

血　管···/47
　　心管系统的常见疾病·······························/50
　　血　液···/55
　　淋巴系统··/58
第六章　人体和环境的"气体交换站"——呼吸系统·······/60
　　鼻子出血了···/62
　　咽··/62
　　急性扁桃体炎··/63
　　恼人的慢性咽炎·····································/65
　　喉··/65
　　急性上呼吸道感染··································/67
　　气管和支气管··/68
　　气管、支气管有异物·······························/69
　　肺··/70
　　哮喘该怎么办··/71
　　自发性气胸···/72
第七章　高效的"食品加工厂"——消化系统···············/74
　　食物的消化和吸收··································/74
　　口　腔···/75
　　做好洁牙工作··/81
　　咽··/82
　　食　管···/83
　　小　肠···/83
　　大　肠···/84
　　如何治疗便秘··/85
　　应对急性肠炎··/86
　　急性阑尾炎的治疗··································/87
　　肝　脏···/88
　　预防乙肝··/89
　　胰　腺···/91
　　消化系统的保健·····································/92

第八章 能利旧、净化的"下水管道"——泌尿系统 …… / 94
  肾　脏 …… / 95
  急性肾小球肾炎 …… / 98
  慢性肾小球肾炎 …… / 98
  尿毒症 …… / 99
  输尿管 …… / 101
  膀　胱 …… / 102
  尿　道 …… / 103
  憋尿的危害 …… / 103
  尿路结石 …… / 104
  尿路感染 …… / 105

第九章 人体内的"化学信使"——内分泌系统 …… / 107
  下丘脑 …… / 108
  垂　体 …… / 108
  甲状腺及甲状旁腺 …… / 109
  甲状腺功能亢进 …… / 112
  肾上腺 …… / 113
  性　腺 …… / 114
  松果体 …… / 115
  胰　岛 …… / 116
  糖尿病 …… / 117
  远离肥胖 …… / 119

第十章 人体的"司令部"——神经系统 …… / 122
  神经元 …… / 122
  中枢神经系统 …… / 123
  羊痫风 …… / 124
  脑 …… / 127
  抑郁症与精神分裂症 …… / 131
  脊　髓 …… / 135
  周围神经系统 …… / 136
  脑神经 …… / 137
  脊神经 …… / 138

第十一章 新生命诞生的摇篮——生殖系统 /140
女性生殖系统 /140
女性生殖系统的护理 /145
痛　经 /146
男性生殖系统 /148
男性生殖系统的护理 /152
射精与遗精 /152
新生命的诞生 /154
如何有效避孕 /156

第十二章 奇妙的感受器——眼、耳、鼻、舌、皮肤 /157
眼 /157
近视眼的防治 /160
异物入眼的处理 /162
耳 /163
鼻 /166
慢性鼻窦炎 /167
过敏性鼻炎 /168
舌 /169
皮　肤 /170
真菌性皮肤病 /173
神经性皮炎 /174

第十三章 人体的奥秘——从各种角度看人体 /175
世界人种差异 /175
人体的奇妙数字 /177
人体的电现象 /180
人体的生物钟 /182
人体的代偿潜力 /185
人体的微生态 /187
变化多端的身体语言 /190

后　记 /194

参考文献 /195

第一章　生命的演进——人的出现

化学家们凭着在实验室化验的结果说：人是一大堆不同化学原质的构成体，里面最多的是水，此外还有钙、铁、磷、钠、石灰、脂肪、糖、盐……古生物学家和考古学家们认为：人是动物的一类，他的祖先可能是猿猴，他的始祖可能是草履虫，可能是海底的植物——海藻。哲学家们说：人是一种有理性的动物，他们有思想、有意志，他们是万物中的至灵者。人从哪里来？到底是什么？这问题看起来很简单，答案却非三言两语所能道得明白。

生命的产生

最初的生命从何而来，是现代自然科学尚未完全解决的重大问题，也是人们关注和争论的焦点。历史上对这个问题也存在着多种臆测和争议。并由此产生了许多关于生命起源的著名假说，如生命起源的创造论（或神造说）、生命起源的自然发生说、生命起源的化学起源说、生命起源的宇宙生命论（或泛生说）、生命起源的宇生说和生命起源的热泉生态系统等，其中化学起源说是被广大学者普遍接受的生命起源假说。这一假说认为，地球上的生命来源于非生命物质。最初，地球温度逐步下降，在极其漫长的时间内，非生命物质经过极其复杂的化学过程，一步一步地演变成生命存在。

在今天的地球条件下，生命不可能从非生命物质直接转变形成，但

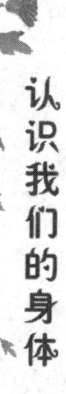

在地球形成初期，地球的自然条件与现在不同，那时的地球具备形成最简单生命的条件。

根据研究认为原始地球形成于 46 亿年前。那时的地球温度极高，原始大气中没有氧气，也没有臭氧层。在这种条件下，紫外线、闪电、宇宙射线可以直接作用于原始大气中的各种气体成分。经过长期的作用，原始大气中的一些气体物质发生了化学变化，形成了许多简单的有机物。以后，地球表面温度逐渐降低。原始大气中的水蒸气凝集成雨降落到地面上，汇集在地球表面的低洼处形成原始海洋。原始大气中的有机物也随着降雨汇集到原始海洋中。在原始海洋中，有机物相互作用，经过极其漫长的年代，其中的一些逐渐形成了原始生命。原始海洋是原始生命的摇篮。

这一假说将生命起源大致归结为四个阶段：

第一个阶段，从无机小分子生成有机小分子的阶段。生命起源的化学进化过程是在原始的地球条件下进行的，米勒实验通过对原始地球状况的模拟，证实了这一阶段存在的可能性。

米勒用一个盛有水溶液的烧瓶代表原始海洋，烧瓶上部球型空间里含有氢气、氨气、甲烷和水蒸气等"原始大气"。给烧瓶加热，使水蒸气在管中循环，接着通过两个电极放电产生电火花，模拟原始天空的闪电；球型空间下部连通的冷凝管让相互作用的

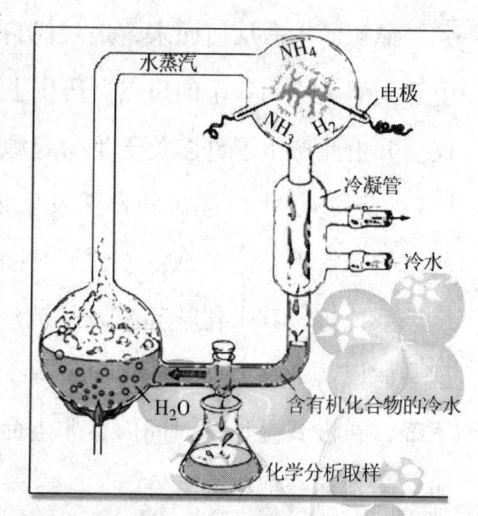

米勒实验

第一章 生命的演进——人的出现

产物和水蒸气冷却形成液体，又流回底部的烧瓶，模拟降雨的过程。经过一周持续不断的实验和循环后，米勒分析冷凝管中物质的化学成分时，发现其中含有包括5种氨基酸[①]和不同有机酸[②]在内的各种新的有机化合物，同时还形成了氰氢酸[③]，而氰氢酸可以合成腺嘌呤[④]，腺嘌呤是组成核苷酸[⑤]的基本单位。米勒实验证实了生命起源的第一步，从无机小分子物质形成有机小分子物质，在原始地球的条件下是可以实现的。

第二个阶段，从有机小分子物质生成生物大分子物质。这一过程是在原始海洋中发生的，即氨基酸、核苷酸等有机小分子物质，经过长期积累，相互作用，在适当条件下（如黏土的吸附作用），通过缩合作用或聚合作用形成了原始的蛋白质分子和核酸分子，而蛋白质分子和核酸分子是生命的基本组成成分。

第三个阶段，从生物大分子物质组成多分子体系。苏联学者奥巴林提出了团聚体假说，他通过实验表明，将蛋白质、多肽、核酸和多糖等放在合适的溶液中，它们能自动地浓缩聚集为分散的球状小滴，这些小滴就是团聚体。奥巴林等人认为，团聚体可以表现出合成、分解、生长和生殖等生命现象。例如，团聚体具有类似于膜那样的边界，其内部的化学特征显著地区别于外部的溶液环境。团聚体能从外部溶液中吸入某些分子作为反应物，还能在酶的催化作用下发生特定的生化反应，反应

---

① 氨基酸：分子中同时含有氨基和羧基的有机化合物，是组成蛋白质的基本单位。
② 有机酸：即羧酸。具有羧基化合物的统称。如醋酸、草酸等。
③ 氢氰酸：别名氰化氢，是一种无色、带有淡淡的苦杏仁味气体。易溶于水、酒精和乙醚。易在空气中均匀弥散，在空气中可燃烧。
④ 腺嘌呤：脱氧核糖核酸和核糖核酸中的一种碱基。
⑤ 核苷酸：核酸的基本单位。

的产物也能从团聚体中释放出去。另外，有的学者还提出了微球体和脂球体等其他的一些假说，以解释有机高分子物质形成多分子体系的过程。

第四个阶段，有机多分子体系演变为原始生命。这一阶段也是在原始海洋中形成的，是生命起源过程中最复杂和最有决定意义的阶段。目前，人们还不能在实验室里验证这一过程，对这一阶段的研究多是假设性的。

生物进化的历程

与原始生命起源一样，生物进化的历程也是极其漫长的过程。现在地球上丰富多彩的生物界是经过漫长的历程逐渐进化形成的。

地球上的生命，从最原始的无细胞结构生物进化为有细胞结构的原核生物，但原核生物没有细胞核膜，也就没有成形的细胞核，而真核生物有细胞核膜，是原核生物进化的结果，生物从原核生物进化为真核单细胞生物，然后按照不同方向发展，出现了真菌界、植物界和动物界。

植物界从藻类到裸蕨植物再到蕨类植物、裸子植物，最后出现了被子植物。

动物界则从原始单细胞鞭毛虫到多细胞动物，从原始多细胞动物到脊索动物，进而演化出高等脊索动物——脊椎动物。动物的从属分类从上之下依次是界、门、纲、目、科、属、种。比如在生物学上，人就属于动物界脊索动物门哺乳纲灵长目人科人属智人种。最早的脊椎动物是圆口纲，圆口纲在进化的过程中出现了上下颌、从水生到陆生。

两栖动物是最早登上陆地的脊椎动物，虽然它们已经能够登上陆

第一章 生命的演进——人的出现

地，但是仍然没有完全摆脱水域环境的束缚，还必须在水中产卵繁殖，因为它们在生命初期的呼吸器官是鳃，长大后才会演变为肺，所以两栖动物的童年需要在水中度过，比如青蛙就是两栖动物的典型。

从原始的两栖动物继续进化，出现了爬行类。爬行动物可以在陆地上产卵、孵化，完全脱离了对水的依赖性，成为第一批真正的陆生动物，乌龟、蜥蜴、鳄鱼和蛇都属于爬行类。爬行类及其以前的动物都是变温动物，它们的身体温度会随着外界环境的变化而变化，寒冷的季节可以变得冰冷僵硬，这个时候它们不得不停止活动进入休眠状态。

然后爬行类动物进化为鸟类，成为恒温动物，不必进入休眠状态，最后进化成胎生动物哺乳类动物，哺乳类中的一支进一步发展为高等智慧生物，这就是人。

生物界的历史发展表明，生物进化是从水生到陆生、从简单到复杂、从低等到高等的过程。

达尔文的进化论

生物不是上帝创造的，而是在遗传、变异、生存斗争和自然选择中，由简单到复杂，由低等到高等，不断发展变化的，生物的向前发展是与自然界相适应的结果。该理论基础来源于达尔文提出的生物进化论学说。

达尔文是英国博物学家，进化论的奠基人。1831～1836年，他以博物学家的身份，参加了英国派遣的环球航行，到世界各地做了五年的科学考察。在动植物和地质方面进行了大量的观察和采集，经过综合探讨，形成了生物进化的概念。1859年他出版了震动当时学术界的《物种起源》。提出了生物进化论学说，恩格斯将"进化论"列为19世纪自然科学的三大发现之一（其他两个是细胞学说，能量守恒和转化定律）。

达尔文进化论的核心内容是自然选择学说，自然选择的主要内容包括过度繁殖，生存斗争（也叫生存竞争），遗传和变异，适者生存。也就是我们常听到的"物竞天择，适者生存"。

过度繁殖——地球上的各种生物普遍具有很强的繁殖能力，都有依照几何比率增长的倾向。达尔文指出，象是一种繁殖很慢的动物，但是如果每一头雌象一生（30～90岁）产仔6头，每头活到100岁，而且都能进行繁殖的话，那么到750年以后，一对象的后代就可达到1900万头。因此，按照理论上的计算，就是繁殖不是很快的动植物，也会在不太长的时期内产生大量的后代而占满整个地球。但这种情况并未发生，主要是因为生物赖以生存的自然条件是有限的，并且是变化的。生物在自己的生活过程中要不断与恶劣的自然环境斗争，还要不断与同种或异种竞争以获得有限的食物、栖息地、配偶等，即为生存斗争。

那么哪些生物个体可以在激烈的竞争中生存下去呢？达尔文认为一切生物都具有产生变异的特性。引起变异的根本原因是环境条件的改变。"一猪生九仔，个个不相同"即强调个体的差异性。在激烈的生存斗争中，具有有利变异的个体，容易在生存斗争中获胜而生存下去。具有不利变异的个体，则容易在生存斗争中失败而死亡。这就是说，凡是生存下来的生物都是适应环境的，而被淘汰的生物都是对环境不适应的，这就是适者生存。

达尔文把在生存斗争中，适者生存、不适者被淘汰的过程叫做自然选择。自然选择过程是一个长期的、缓慢的、连续的过程。生存斗争不

第一章　生命的演进——人的出现

断地进行，自然选择也在不断地进行，通过一代代的生存环境的选择作用，物种变异被定向地向着一个方向积累，于是物种的身体特征逐渐和原来的祖先不同了，这样，新的物种就形成了。由于生物所在的环境是多种多样的，因此，生物适应环境的方式也是多种多样的，所以，经过自然选择也就形成了生物界的多样性。

人类的出现

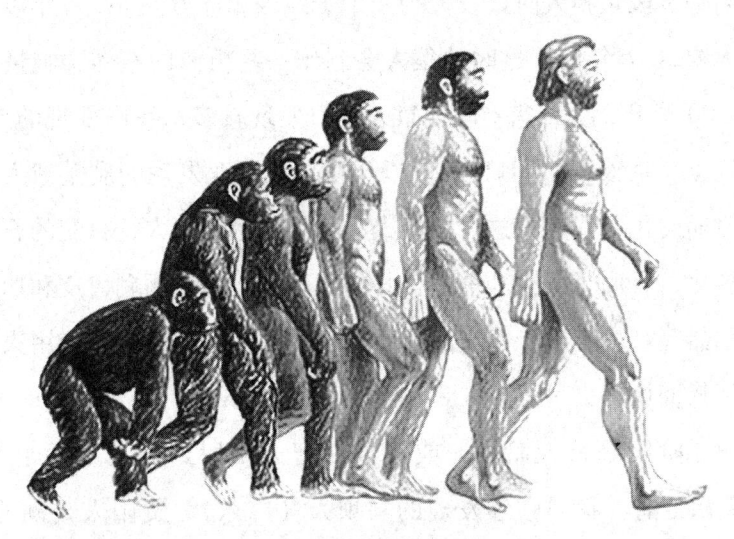

人类进化图

　　人类具有哺乳动物的特征，属于哺乳动物。哺乳动物中人类与类人猿在许多方面非常相似。经过研究，证明人类和类人猿是近亲。二者有共同的祖先。但是人类又不同于类人猿。

　　人类和类人猿都起源于森林古猿。最初的森林古猿是栖息在树上的。一些地区由于气候变化，森林减少，在树上生活的森林古猿被迫到地面上生活。经过漫长的年代逐渐进化为现代的人类。人类为了自身的生存，在与环境斗争的过程中双手变得越来越灵巧，大脑越来越发达，逐渐产生了语言和意识，并形成了社会。而一直生活在树上的森林古猿，经过漫长的年代，逐步形成现代的类人猿。

南方古猿生活在距今400万~100万年前的非洲，是目前发现的最早两足行走的原始人类，身高为130~140厘米。

关于人类的进化过程有许多假说，现在一般将人类脱离古猿后的发展历史分为三个阶段：

第一阶段是猿人阶段，大约开始于距今200万~300万年以前，结束于大约30万年前。这时的猿人会制作一些粗糙的石器，脑量大约为630~700毫升，会狩猎。晚期猿人化石发现较多，我国发现的元谋人、蓝田人、北京猿人（周口店），以及在坦桑尼亚发现的利基猿人，都是这个时期的化石代表。这时的猿人已经很接近现代人，打制的石器也比较多样化，有用于狩猎和劈裂兽骨的砍砸器，用来剖剥兽皮和切割兽肉的刮削器等。最有进步意义的是，此时的猿人已经懂得了使用火，并知道如何长期保存火种。

第二阶段是古人阶段，或称早期智人阶段。古人生活于大约20万~5万年前。我国已经发现的马坝人（广东）、资阳人（湖北）、丁村人（山西）也都是这一时期发掘的化石代表。古人的特征是脑量进一步增大，基本达到现代人的水平，脑结构比猿人复杂得多，古人打制的石器也比猿人规整，已经能人工生火，并开始有埋葬的习俗，开始穿简陋的衣服，不再是赤身裸体。并且在世界的不同地方，古人的体质也开始了分化，出现明显差异。

第三阶段为新人阶段，又称晚期智人阶段。大约开始于5万年以前，新人化石在体态上与现代人几乎没有什么区别，其打制的石器相当

第一章 生命的演进——人的出现

精致，器形多样，各种石器在使用上已有分工，并且出现了骨器和角器。新人甚至已会制造装饰品，进行绘画、雕刻等艺术活动。大约在四万年以前，已经出现了磨制石器。新人又称克鲁马努人，这是因为1868年，在法国西南部克鲁马努地区的山洞里发现了5具骨架，这些骨架与现代人已经很难区分，但比现代人高大。据分析，其生存年代大约在3.1万~4万年以前，被认为是新人的化石代表。我国发现的柳江人（广西）、山顶洞人（北京）化石也属于这个时期的代表。此后，人类便进入了现代人的发展阶段。

第二章 人体之砖——细胞

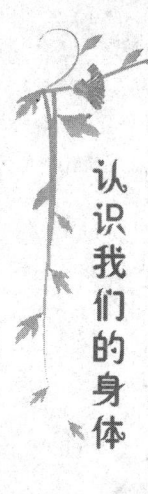

细胞是组成人体结构和功能的基本单位。它如同一幢房子的砖块一样，构成最基本的结构单元，起着最基础的作用。地球上最早的生物是单细胞的，那一个细胞就是一个生物体，一个细胞完成个体维持生命以及繁衍的全部工作。作为由多细胞组成的人体，含有各种不同的细胞，执行各自不同的功能，分工协作，共同完成人体的各种生存需要。

人体细胞的结构组成

人体细胞虽然多种多样，但基本的组成是相似的，和多数高等动物一样，由细胞膜、细胞质、细胞核组成，不同于植物细胞的是没有植物细胞特有的细胞壁。

1. 细胞膜

人体细胞表面的一层薄膜即是细胞膜，它将细胞内部与外部环境分隔开来，起着保护细胞内部的作用；同时，细胞内的物质及信息需要与外部环境及相邻细胞相交流，才能有效完成特定的生理功能，细胞膜也起着物质及信息传递作用。但是，并不是所有物质都可以随意进出细胞，而是由细胞膜有效控制着物质的交流，既不让有用物质任意地渗出细胞，也不让有害物质轻易地进入细胞。

人体内不同的分子通过细胞膜的难易程度是不同的，其中，水分子和氧气分子可以自由通过细胞膜以达到细胞内外平衡，葡萄糖、氨基

第二章　人体之砖——细胞

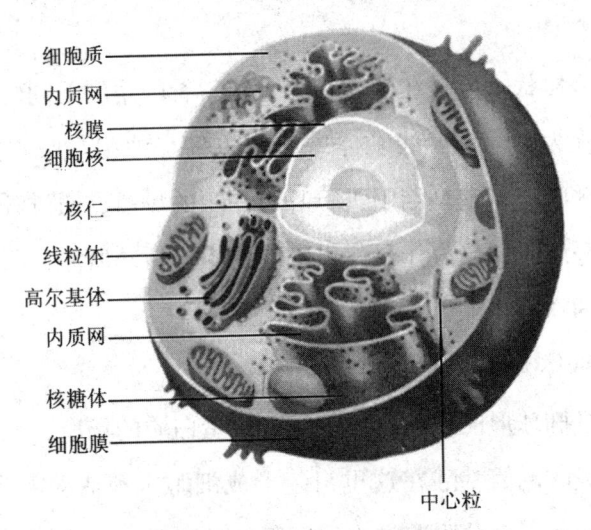

动物细胞亚显微结构模式图

（标注：细胞质、内质网、核膜、细胞核、核仁、线粒体、高尔基体、内质网、核糖体、细胞膜、中心粒）

酸、尿素、氯离子等可以通过，但不能随意进出，而需要依赖细胞膜上的运载装置——载体的帮助才能进出细胞；而蛋白质、钠、钾等就不容易通过了，需要消耗能量提供动力才能顺利通过。细胞膜的这种对进出细胞的物质的选择透过特征，我们称为细胞膜的半透性或者选择透过性。细胞内一些膜结构也同样具有这种特性，我们将细胞膜和细胞内膜系统总称为生物膜。

通透性的存在，对细胞内外各种物质的交换，细胞及其周围环境酸碱度和渗透压的维持和平衡，有着重要的生理意义。

2. 细胞质

细胞膜内包着的黏稠透明的物质，叫做细胞质。活细胞的细胞质不是凝固静止的，而是缓缓地流动着的。在细胞质中还有一些具有一定的结构和功能的颗粒，类似生物体的各种器官，我们称之为细胞器，包括线粒体、核糖体、内质网、高尔基体、中心体及溶酶体。它们具有自己独特的结构，执行着不同的功能，共同完成细胞的生命活动。

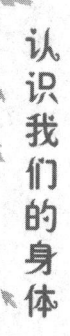

(1) 线粒体

线粒体呈棒状，但是在显微镜下，因为看的角度不同，呈线状或者粒状，所以称为线粒体。线粒体中有很多种与细胞呼吸作用有关的颗粒，即多种呼吸酶。它是细胞进行呼吸作用的场所，通过呼吸作用，将有机物氧化分解，并释放能量，供细胞的生命活动所需，所以有人称线粒体为细胞的"发电站"或"动力工厂"。

(2) 核糖体

核糖体是椭球形的粒状小体，是合成蛋白质的场所，人体细胞从周围组织液中吸收的氨基酸在这里组装形成细胞生理活动需要的蛋白质。细胞内的核糖体一部分附着在内质网膜的外表面，这些核糖体组装的蛋白质，经内质网整合，再传输到高尔基体进行加工、分类与包装，然后被分门别类地送到细胞特定的部位或分泌到细胞外。另一些核糖体游离在细胞质基质中，主要合成用于细胞本身或组成自身结构的蛋白质，不经过高尔基体，直接在细胞质基质内的酶的作用下形成空间构形。

(3) 内质网

内质网是细胞质中由膜构成的网状管道系统，它广泛地分布在细胞质基质内，与细胞膜及核膜相通连，对细胞内蛋白质及脂质等物质的合成和运输起着重要作用。

内质网有两种：一种是表面光滑的滑面内质网，主要与脂质的合成有关；另一种是前述上面附着许多核糖体的粗面内质网，与蛋白质的合成有关。内质网增大了细胞内的膜面积，膜上附着着许多酶，为细胞内各种化学反应的正常进行提供了条件。

(4) 高尔基体

高尔基体是由许多扁平的囊泡构成的细胞器。一般认为，细胞中的高尔基体与细胞分泌物的形成有关，高尔基体本身没有合成蛋白质的功能，但可以对核糖体合成的蛋白质进行加工和转运。

（5）中心体

中心体存在于动物细胞和某些低等植物细胞中，它总是位于细胞核附近的细胞质中。每个中心体由两个互相垂直排列的中心粒及其周围的物质组成。人体细胞的中心体与细胞的有丝分裂密切相关。

（6）溶酶体

溶酶体是细胞内具有单层膜囊状结构的细胞器，其内含有很多种水解酶类，被比喻为细胞内的"酶仓库""消化系统"。溶酶体能够分解很多物质：它可将细胞吞噬进的食物或致病菌等大颗粒物质消化成生物大分子，残渣通过外排作用排出细胞；在细胞分化过程中，某些衰老细胞器和生物大分子等陷入溶酶体内并被消化掉，满足机体自身重组的需要。

3. 细胞核

细胞核是细胞中最大、最重要的细胞结构（它不属于细胞器），是细胞的控制中心，是遗传物质的主要存在部位。细胞核由核膜、染色质、核骨架、核仁几部分组成。

多数细胞只有一个细胞核，有些细胞含有两个或多个细胞核，如肌细胞、肝细胞等。细胞核通常位于细胞的中央。核膜是细胞内生物膜系统的一部分，使细胞核成为细胞中一个相对独立的体系，使核内形成一相对稳定的环境。同时，核膜又是选择性渗透膜，控制着细胞核和细胞质之间的物质交换。

细胞核中有一种物质，易被洋红、苏木精、甲基绿等碱性染料染成深色，叫做染色质。生物体用于传宗接代的物质即遗传物质，就在染色质上。染色质主要由蛋白质和 DNA 组成。DNA 是一种有机物大分子，又叫脱氧核糖核酸，是生物的遗传物质。在有丝分裂时，染色质浓缩形成染色体，染色体复制，DNA 也随之复制为两份，平均分配到两个子细胞中，使得后代细胞染色体数目恒定，从而保证了后代遗传特性的稳定。另外 DNA 还可以经转录形成单链的信使 RNA（核糖核酸），信使 RNA 在核糖体的参与下指导转录 RNA 合成蛋白质。

核仁具有重要功能，它是 rRNA 合成、加工和核糖体亚单位的装配场所。光镜下，核仁呈圆形，并因含大量核糖体 RNA（rRNA）而显强嗜碱性。大多数细胞可具有 1~4 个核仁。

核骨架是由多种蛋白质形成的三维纤维网架，并与核膜核纤层相连，对核的结构起支持作用。

人体细胞的化学组成

组成细胞的基本化学元素包括：氧（O）、碳（C）、氢（H）、氮（N）、硅（Si）、钾（K）、钙（Ca）、磷（P）、镁（Mg），其中 O、C、H、N 四种元素占 90% 以上。组成细胞的化学物质可分为两大类：无机物和有机物。无机物主要是水和无机盐，其中水是最主要的成分，约占细胞物质总含量的 75%~80%。人体细胞内的有机物主要包括蛋白质、核酸、脂类和糖类。

1. 水和无机盐

水是一切生命的源泉，最初的生命是在原始海洋中诞生的，人体最多的组成成分也是水。水在细胞中以两种形式存在：一种是游离水，约占 95%；另一种是结合水，通过氢键或其他键同蛋白质结合，约占 4%

~5%。随着细胞的生长和衰老，细胞的含水量逐渐下降，但是活细胞的含水量不会低于75%。水在细胞内发挥着广泛的作用，如作为无机物的良好溶剂，调节温度，参加一系列酶促反应过程，参与物质代谢和组成细胞结构等。

细胞中无机盐的含量很少，约占细胞总重的1%。无机盐在细胞中解离为离子，如主要的阳离子有钠离子（Na^+）、钾离子（K^+）、钙离子（Ca^{2+}）、镁离子（Mg^{2+}）、二价铁离子（Fe^{2+}）和三价铁离子（Fe^{3+}）等，主要的阴离子有氯离子（Cl^-）、磷酸根离子（PO_4^-）和碳酸氢根（HCO_3^-）等。离子参与形成晶体渗透压，通过其浓度的变化可调节细胞内渗透压，并维持酸碱平衡。另外磷酸根不仅是细胞许多重要结构的组成成分，还在细胞能量代谢中起重要作用。

2. 细胞内的有机物

细胞中有机物达几千种之多，它们主要由碳、氢、氧、氮等元素组成。有机物主要包括四大类分子，即蛋白质、核酸、脂类和糖类，这些分子约占细胞干重的90%以上。

（1）蛋白质

蛋白质是人体生命活动中一类极为重要的分子，几乎所有生命活动都与它有关。蛋白质不仅是细胞的主要结构成分，而且更重要的是，生物代谢活动专有的催化剂——酶是蛋白质。蛋白质主要由碳（C）、氢（H）、氧（O）、氮（N）元素组成，有些可能还会含有磷（P）、硫（S）、铁（Fe）、锌（Zn）、铜（Cu）、硼（B）、锰（Mn）、碘（I）等。

组成蛋白质的基本单位是氨基酸，氨基酸被吸收进入细胞后，在细胞器核糖体处按一定的顺序排列并通过脱水缩合形成肽链，一条或多条多肽链组合形成不同结构和功能的蛋白质，一个细胞中约含有 104 种蛋白质。

(2) 核酸

核酸是生物遗传信息的载体分子，可分为核糖核酸（RNA）和脱氧核糖核酸（DNA）两大类。核酸都是由核苷酸单体一个一个头尾相连聚合而成的。人体 DNA 是由两条核苷酸链互补配对形成的双螺旋结构，是人类遗传信息的中心，控制着细胞的一切生命活动。绝大部分 RNA 分子都是线状单链结构，主要包括转运 RNA（tRNA）、信使 RNA（mRNA）、核糖体 RNA（rRNA），tRNA 主要的生理功能是在蛋白质生物合成中转运氨基酸和识别密码子，细胞内每种氨基酸都有其相应的一种或几种 tRNA，因此 tRNA 的种类很多，在人体中约有数十种 tRNA。mRNA 主要负责转录和翻译 DNA 的信息，并通过控制蛋白质合成时氨基酸的排列顺序表达遗传信息。rRNA 分子作为骨架与多种核糖体蛋白装配形成核糖体。

(3) 基因

基因是含特定遗传信息的核苷酸序列，是遗传物质的最小功能单位。人类基因是含有特定遗传信息的 DNA 片段，基因在染色体上呈线状排布。人类细胞中含有 DNA 的细胞结构有细胞核（主要部位）和线粒体。细胞核 DNA 上的基因称核基因，线粒体 DNA 上的基因称线粒体基因。线粒体基因主要控制线粒体的菜单达。而核基因对细胞起重要作用，控制细胞几乎所有结构组成和菜单达。

通常情况下每个基因在染色体上都有自己特定的位置，即座位。人体体细胞的染色体是成对的，每对染色体彼此称作同源染色体，同源染色体上占据相同座位的基因都称为等位基因。人体两个等位基因可以相同，也可以不同。如果两个等位基因相同，那么就这个基因座位来讲，这种细胞或个体称为纯合体；如果两个等位基因不同，就称为杂合体。对于杂合体个体，可以只表现两个等位基因中一个控制的性状（获得表达的基因称显性基因，未获表达的称隐性基因），也可以两个不同等位基因的性状都表达，这两个基因即呈共显性表达。

(4) 糖类

主要由碳、氢、氧三种化学元素构成，细胞中的糖类既有单糖（如葡萄糖、核糖），二糖（如乳糖），也有多糖（如糖原）。重要的单糖有五碳糖（戊糖）和六碳糖（己糖），其中最主要的五碳糖为核糖，最重要的六碳糖为葡萄糖。葡萄糖是生命活动的主要能源物质，也是构成多糖的主要单体。核糖是 RNA 的组成物质，脱氧核糖是 DNA 的组成物质。人体细胞的多糖基本上可分为两类：一类是营养储备多糖，主要指糖原，在细胞能量消耗增加时可转化分解为单糖，供应细胞之需；另一类是结构多糖，参与构成细胞的各种结构。

(5) 脂类

脂类又称脂质，是脂肪及类脂的总称。这是一类不溶于水而易溶于脂肪溶剂（醇、醚、氯仿、苯）等非极性有机溶剂的物质。脂肪即甘油三酯，在人体中主要起保温作用，以及减压及缓冲作用。类脂主要包括磷脂、糖脂、类固醇等，磷脂是构成生物膜的基本成分，也是多种代谢过程的参与者；糖脂也是构成细胞膜的成分，与细胞的相互识别和表面抗原性有关。类固醇是体内一些激素，如雌性激素、雄性激素、肾上腺激素等，这些物质参与调解人体的相关生理活动。

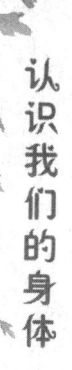

人体细胞的生命活动

细胞作为人体的基本功能单位，整体上也进行着一系列的活动：生长、分裂以及分化。从初生的小婴儿至成人，我们身体的变大来源于无数细胞体积的变大和细胞数量的增多。细胞体积的变大即是细胞的生长过程；细胞数量的增多主要是依靠细胞从一个变到许多个的分裂增殖过程。我们的所有细胞都是来自受精卵，但是骨头、肌肉、皮肤是各不相同的，组成它们的细胞种类和功能也是各不相同的，同一来源的细胞逐渐发生各自特有的形态结构、生理功能和生化特征的过程即是分化。

1. 细胞分裂

人体中大部分细胞都可进行分裂使得相同特质的细胞数目得以增加，也有些细胞在人一生中都不进行分裂，如成熟的心肌细胞，神经细胞，其成长主要依靠细胞体积的增大或者树突的增加（神经细胞）。人体体细胞的分裂方式是有丝分裂，生殖细胞的产生是原始生殖细胞减数分裂的结果。

（1）有丝分裂

细胞的有丝分裂具有周期性，从一次有丝分裂完成时开始，到下一次分裂完成时为止，即为一个细胞周期。细胞的有丝分裂是一个连续的过程，但是为了便于描述我们人为将其划分为分裂间期和分裂期。分裂期又分为前期、中期、后期和末期。分裂间期占细胞周期的大部分时间，这个阶段遗传物质 DNA 复制合成，造成 DNA 数量变为原来的两倍，在间期结束时，DNA 以染色质的状态存在于细胞核中。分裂前期染色质丝螺旋缠绕，缩短变粗，高度螺旋化成染色体，每条染色体含有两条相同的染色单体，染色单体靠着丝点连在一起，每条染色单体含有一个 DNA 分子。分裂中期所有着丝点排列在细胞中央的一个平面上。分裂后期染色体从着丝点处分裂成单染色体，每一条向不同方向的细胞两极移动。分裂末期染色体到达两极后解螺旋形成染色质丝，细胞一个分裂成两个。由于 DNA 经过复制后再分裂，造成子细胞和原来的细胞的遗传物质数量上的等同，维持了遗传物质的稳定性。

（2）减数分裂

我们知道人的一生是从受精卵开始的，受精卵来自于父方的精子和母方卵子的结合，遗传物质也是两者的加和，但是人的遗传物质数量上和父母是一样的，原因在于精子和卵子的遗传物质只是人体体细胞的一半，它们的产生是减数分裂的结果。减数分裂和有丝分裂有相似之处，不过在减数分裂中 DNA 只复制一次，但却经历了两次分裂。人总共有 46 条染色体，23 对成对出现，减数分裂第一次分裂时成对的染色体分离，第二次分裂方式和有丝分裂相同，这样减数分裂最后产生的卵细胞和精子只有 23 个 DNA 分子。女性原始生殖细胞经历一次减数分裂可产生一个卵细胞和三个极体，男性原始生殖细胞经历一次减数分裂可产生四个精子。

千姿百态的人体细胞

虽然人体细胞的遗传物质数量上是一致的，但是遗传物质的表达是不一致的，细胞都不同于彼此，形态结构和功能上的差异，形成了不同的细胞类别。红细胞在自己的发育过程中逐渐失去了细胞核结构，成为血液中重要的氧气运载装备；白细胞则成为人体抵御细菌、病毒入侵的重要防卫细胞；骨骼肌细胞的收缩舒张特性造就了我们多样运动的可能性……千姿百态的人体细胞各自履行自己的职责，构成正常运转的健康人体。

人体最大的细胞是成熟的卵细胞，直径在0.1毫米以上；最小的是血小板，直径只有约2微米。血液中的红细胞寿命大约120天，白细胞有的只能活几小时，肠黏膜细胞的寿命约为3天，肝细胞寿命约为500天，而脑与脊髓里的神经细胞的寿命长达几十年，同人体寿命几乎相等。

1. 肿瘤细胞

肿瘤细胞是形成肿瘤的结构和功能基础。正常情况下，我们人体细胞在基因的合理控制下进行分裂、分化，达到细胞增殖、更新和个体成长；衰老或受损细胞在基因控制下发生凋亡或者被人体免疫监视清除。而肿瘤细胞来源于机体正常细胞，但是这些细胞在致瘤因素的作用下，基因发生了改变，细胞的结构组成和活动特性发生改变，由于它们和正常细胞又具有某些共同的特征，部分逃脱免疫监视而避免被清除，这些细胞异常增生就可以形成肿瘤。

肿瘤分为良性肿瘤和恶性肿瘤。良性肿瘤细胞增殖缓慢，没有侵袭性，肿瘤局限，与周围组织分界清楚，不发生转移，对身体危害性不大，不过如果良性肿瘤形成的包块压迫身体重要器官或组织影响生存质量时需要进行处理。恶性肿瘤细胞增殖迅速，可以侵袭周围组织并发生转移，到其他部位增殖，造成多个器官的损害，部分恶性肿瘤细胞还会产生有害物质，加重对正常器官结构的破坏，最终威胁生命。我国常见的危害性严重的恶性肿瘤是：肺癌、食管癌、胃癌、大肠癌、乳腺癌、鼻咽癌、宫颈癌等。

第二章 人体之砖——细胞

恶性肿瘤根据来源的组织不同，分为癌和肉瘤，我们通常所说的癌是指来源于上皮组织的恶性肿瘤，如肺癌来源于呼吸道黏膜上皮；肉瘤是上皮组织以外的细胞发生的恶性肿瘤，如骨肉瘤来源于骨组织。

以癌为例，癌细胞和正常细胞相比，有三个显著的基本特征：

第一，不死性，正常细胞有一定的生长周期，生长、增殖和凋亡都有既定的程序，癌细胞生长周期失控，不受周期调控系统控制，能不断地进行分裂和增殖。

第二，迁移性，正常情况下，细胞与细胞、基质之间通过一些物质成分相互粘着在一起，而癌细胞表面这些黏着成分的表达减少或者缺失，癌细胞间或者癌细胞与基质之间联结不紧密，从而使癌细胞易于脱落，并经过变形运动，产生酶类分解血管基底层和结缔组织，从而向周围组织侵袭或者经过血流转移到身体其他部位。

第三，失去接触抑制，正常细胞生长和增殖过程中，空间有限，他们和周围细胞的接触会抑制彼此的进一步增殖，达到均衡，但癌细胞这种接触抑制丧失，即使肿瘤细胞堆积成群，它们还是可以不断生长。

肿瘤的形成受很多环境因素的影响，导致癌症物质大致可分为三类：

第一，化学致癌物质：包括在变质的蔬菜及食品中含量较高的亚硝胺类，广泛存在于沥青、汽车废气、煤烟、香烟及熏制食品中的芳香胺烃类以及一些工业原料、重金属等。

第二，生物致癌因素：包括乙肝病毒、人乳头瘤病毒，E-B病毒等病毒以及广泛存在于污染食品中的黄曲霉菌，黄曲霉菌以霉变的花生、玉米及谷类中含量最多。

第三，物理致癌因素：包括电离辐射以及紫外线等等。

2. 干细胞

干细胞是一类具有自我复制、自我更新能力的多潜能细胞，在一定条件下，它可以分化产生多种高度分化的功能细胞。干细胞分裂增殖后可以产生新的干细胞，也可以分化发展为功能细胞。按照生存的阶段不同，分为胚胎干细胞和成体干细胞。胚胎干细胞仅存在于胚胎发育期，具有全能性，可以分化发展为一个完整的个体。而成体干细胞可以看成是经过初步分化的细胞，不具有全能性，具有多能或者单能性，可以分化为一种或者几种功能细胞。成人体内的成体干细胞有着非常重要的作用，成体干细胞中的造血干细胞是当今研究的热点。人体内各种血细胞均来源于造血干细胞，造血干细胞主要存在于骨髓、外周血、脐带血中。

目前造血干细胞移植是治疗血液系统疾病（如各种急、慢性白血病，重型再生障碍性贫血，重型地中海贫血等）以及一些遗传性疾病最有效的方法。我们通常所说的骨髓移植，其实最本质的就是移植骨髓中的造血干细胞。白血病人体内病变表现在异常造血细胞增殖，破坏机体造血及免疫机能。骨髓移植治疗白血病方案中，首先白血病患者接受很大剂量的化疗或（和）全身放疗，使骨髓内的病变造血细胞被摧毁，之后输入正常骨髓，完全替代病人原有的有病骨髓，正常骨髓中的造血干细胞可以协助重建患者的造血与免疫功能，提高了白血病的治愈几率。

第三章 人体的基本构造——四大组织 八大系统

　　人体的基本结构和功能单位是细胞，由众多结构和功能相似的细胞集合形成的细胞群体构成组织，人体主要包含结构和功能各异的四种基本组织，即上皮组织、结缔组织、肌肉组织和神经组织。这四种组织是构成人体各器官和系统的基础。由多种组织构成的能行使一定功能的结构单位叫做器官，如心脏、肺、手、眼、耳、鼻等。由各个器官按照一定的顺序排列在一起，完成一项或多项生理活动的结构叫系统。人体共有八大系统，即运动系统、神经系统、内分泌系统、循环系统、呼吸系统、消化系统、泌尿系统、生殖系统。这些系统相互协调配合，使人体内各种复杂的生命活动能够正常进行，从而构成健康生存的人体。

上皮组织

　　上皮组织由密集的上皮细胞和少量的细胞间质组成，呈膜状衬贴或覆盖在身体表面和体内各种囊、管、腔的内表面，可分成被覆上皮和腺上皮两大类。

　　被覆上皮分布在身体表面和体内各种管腔壁的表面，有保护、吸收、分泌、排泄作用，可以防止外物损伤和病菌侵入。被覆上皮分为单层上皮和复层上皮。单层上皮由一层细胞组成，物质容易通过，如心脏、血管和淋巴管腔面的上皮以及胃肠道腔面上皮。复层上皮由两层或以上的细胞重叠而成，更有利于保护作用，皮肤的表皮、口腔、咽、食管、肛门和阴道表面是复层上皮，眼睛的角膜也是复层上皮。另外，分布在鼻腔、喉、气管、支气管等内腔表面的是假复层上皮。显微镜下，这些上皮看起来像复层，但实际只是一层，组成这层的细胞大小不同，细胞核高低不同，容易使我们误会为复层上皮，故我们称之为假复层。膀胱腔面的上皮是一种复层上皮，但还有一种特殊的称谓变移上皮，在膀胱充盈扩大的时候，变移上皮细胞受牵拉变扁，细胞层数变少；在膀胱空虚缩小的时候，上皮变厚，细胞层数较多。

腺上皮是专门行使分泌功能的上皮，以腺上皮为主要成分组成的器官称为腺体。人体的分泌腺体分为外分泌腺和内分泌腺。外分泌腺是由腺上皮围成的腺泡，由腺上皮分泌的物质进入腺体的中央腔内，再由导管排到官腔或体表，如胃腺、肠腺、汗腺等，胰腺分泌胰液进入胰管也属于外分泌腺的功能。内分泌腺中腺细胞常排列成团状、索状或泡状，没有导管，腺体的分泌物直接进入毛细血管或淋巴管，如肾上腺、垂体、甲状腺、性腺等，胰脏中胰岛分泌胰岛素属于内分泌腺的功能范畴。

结缔组织

结缔组织是人体四大基本组织中结构和功能最为多样的组织。结缔组织也由细胞和细胞间质构成，但与上皮组织相比，其细胞成分较少，间质成分多。结缔组织的细胞间质包括基质、细丝状的纤维和不断循环更新的组织液，细胞散居于细胞间质内。广义的结缔组织，包括液状的血液、淋巴，松软的固有结缔组织和较坚固的软骨与骨；一般所说的结

第三章　人体的基本构造——四大组织　八大系统

缔组织仅指固有结缔组织而言。结缔组织在体内分布广泛，具有支持、连接、充填、营养、保护、修复和防御等多种功能。

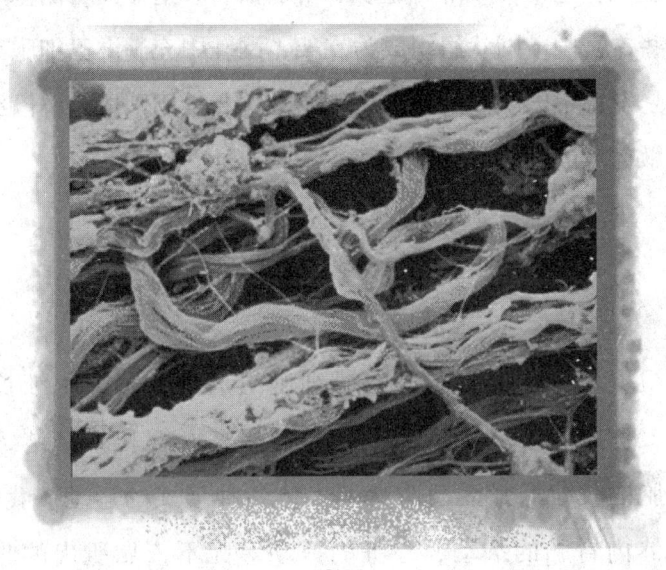

结缔组织

固有结缔组织包括疏松结缔组织、致密结缔组织、脂肪组织和网状组织。

疏松结缔组织又称蜂窝组织，其特点是，纤维较少，排列稀疏，细胞种类较多，有白细胞、成纤维细胞、巨噬细胞等等。疏松结缔组织在体内广泛分布，位于器官之间、组织之间以至细胞之间，起连接、支持、营养、防御、保护和修复等功能。

致密结缔组织的组成与疏松结缔组织基本相同，但是致密结缔组织中的纤维成分特别多，而且排列紧密，细胞和基质成分很少。

脂肪组织主要是由大量脂肪细胞集聚而成。疏松结缔组织将成群的脂肪细胞分隔成许多脂肪小叶。脂肪组织除具有支持、缓冲保护和维持体温的功能外，还是机体贮存脂肪的"脂库"。

网状组织是由网状细胞、网状纤维和基质组成的，分布于消化道、呼吸道黏膜固有层、淋巴结、脾、扁桃体及红骨髓中，体内没有单独存在的网状组织，它是构成淋巴组织、淋巴器官和造血器官的基本组成成分，在这些器官中，网状组织成为支架，网孔中充满淋巴细胞和巨噬细胞，或者是发育不同阶段的各种血细胞。网状细胞则成为淋巴细胞和血细胞发育微环境的细胞成分之一。

肌肉组织

肌肉组织是由有收缩能力的肌细胞组成的，肌细胞细长呈纤维状，所以又称肌纤维。在肌纤维间有神经、血管和少量结缔组织分布。肌细胞的收缩舒张活动造就了人体各种形式的运动。我们走路、跑步以及体内胃肠的蠕动、心脏的搏动等无不依靠肌肉的收缩和舒张。根据肌细胞的结构和功能特点，可将肌肉组织分为骨骼肌、心肌和平滑肌三种：

骨骼肌的基本组成成分是骨骼肌纤维。骨骼肌和心肌肌纤维都有横纹，又称横纹肌，骨骼肌通常借肌腱附着在骨骼上，细胞呈纤维状，有横纹，收缩迅速有力，受人的意识支配。

心肌分布在人的心脏中，是构成心脏的主要组织。心肌和骨骼肌纤维都有横纹，属于横纹肌，但是心肌的收缩和舒张是不受意识控制的，能自动地产生节律性的收缩和舒张。机体内心肌的活动主要受植物神经调节。除了收缩舒张功能外，心房肌纤维还可以分泌一种称为心房肽（或心钠素）的物质，有利尿、利钠、扩张血管和降低血压的作用。

平滑肌广泛分布于血管壁和许多内脏器官，又称内脏肌。平滑肌纤维呈长梭形，无横纹，收缩较为缓慢和持久。和心肌一样，平滑肌的收

第三章 人体的基本构造——四大组织 八大系统

缩舒张活动不受人意识的控制，主要受植物神经调节。平滑肌除具有收缩功能外，还有产生细胞间质的功能。

神经组织

神经组织由神经细胞和神经胶质细胞所组成，是构成人体神经系统的主要成分。它广泛分布于人体各组织器官内，具有联系、调节和支配各器官的功能，使机体成为协调统一的整体。

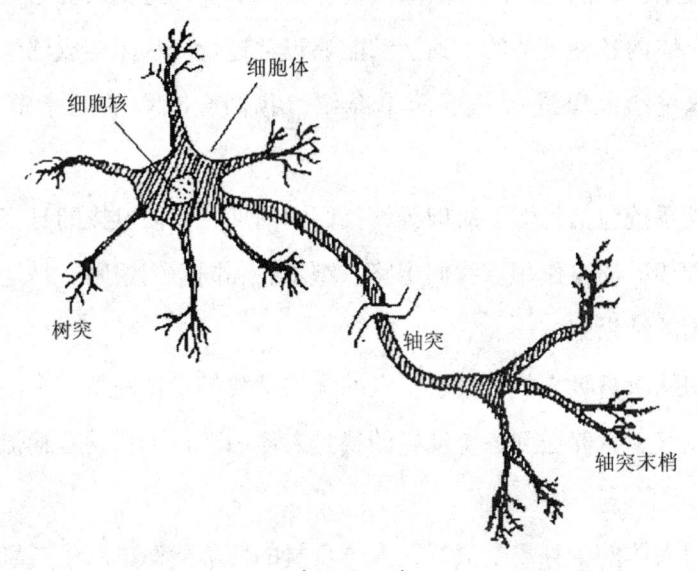

神经元细胞

神经细胞是神经组织的结构和功能单位，又称为神经元。神经元是高度分化的细胞，不具有分裂增殖的功能，一旦某个神经元死亡，神经元整体数目也就少了一个，无法弥补。神经元有胞体和突起两部分，突起又分轴突和树突两种。

神经元具有接受刺激和传导兴奋的功能，传导信息的速度快似电，一般神经元从树突处接收信息，沿着轴突由其末端将信息传出，神经元与神经元之间，或神经元与非神经细胞（肌细胞、腺细胞等）之间的一种特殊的细胞连接，称为突触，是细胞之间传递信息的重要渠道。

八大系统概况

人体共有八大系统，即运动系统、神经系统、内分泌系统、循环系统、呼吸系统、消化系统、泌尿系统、生殖系统。这些系统相互协调配合，使人体内各种复杂的生命活动能够正常进行，从而构成健康生存的人体。这里给大家进行一下简单介绍，我们会在以后的章节里详细说明。

运动系统包括骨骼、肌肉等，我们的高度，我们挺拔的身姿，依赖于人体骨架的支撑作用。我们走路、跑步、和同学们嬉闹，是运动系统协调作用的结果。

我们从口鼻吸入的氧气、摄入的食物被我们身体的每一个细胞所需要，将氧气、营养送到各个细胞的就是人体内环行不息的运输流——循环系统。

我们人体的生存需要氧气，人体自身的新陈代谢也产生二氧化碳等废气，通过呼吸作用，我们吸入氧气，排出二氧化碳，气体的中转站就是呼吸系统。

消化系统负责食物的摄取和加工转化，把外界的食物变为我们赖以生存的自身基本组成成分，提供一切生命活动的能量来源。在消化系统中食物进行着奇妙的转化过程，消化系统又被称为高效的"食品加工厂"。

第三章 人体的基本构造——四大组织 八大系统

我们的代谢产物，通过循环系统的运输，一部分流过泌尿系统，经过滤、重吸收，将废物滤出去，通过小便排出，并将有用的物质重吸收，再度加以利用。泌尿系统如同能利旧、净化的下水管道。

面对环境的变换，我们机体会自动作出相应的调整，各个器官取得协调，这依赖于内分泌系统将信息准确地传递到相应器官。

神经系统是我们意识的所在地，也是人体一切生命活动的控制枢纽，如同人体的司令部。

新生命的诞生是种族延续的表现，对人体来说，新生命是由男女共同创造的，生殖系统是孕育新生命的摇篮。

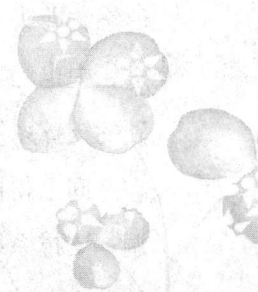

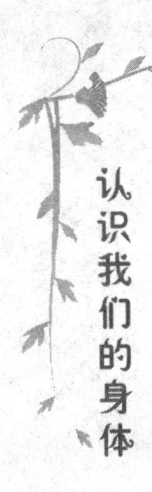

第四章　生命的支撑和运动
——运动系统

当我们在明媚的阳光下享受各类体育运动给我们带来的快乐的时候，当我们在健身房里充实地锻炼我们的肌肉、骨骼的时候，当我们傍晚和家人一起在河边散步的时候，我们离不开我们身体的支柱———运动系统！

运动系统是我们身体里的重要系统之一，由骨、骨连接和骨骼肌三部分组成。骨以不同形式连结在一起，构成骨骼，形成了人体的基本形态，并为肌肉提供附着，在神经支配下，肌肉收缩，牵拉其所附着的骨，以可动的骨连接为枢纽，产生杠杆运动。

运动系统主要的功能是运动：简单的移动和高级活动如语言、书写等，都是由骨、骨连接和骨骼肌实现的，骨的质量，关节连接的牢固性、灵活性，肌肉收缩力量的大小和持续时间的长短等，在很大程度上决定了我们的运动能力。

运动系统的第二个主要功能是支撑：运动系统参与构成人体的基本形态，即头、颈、胸、腹、四肢，并维持我们多变的体姿。它在生物的进化中也起着重要的作用，例如：多细胞生物的软组织、软躯体若没有硬的支撑系统则难以增大体积；同时有了支撑，便使躯体内的重要器官在空间上得以合理地配置，并保持相对稳定的位置，实现整体的功能谐调；支撑系统使动物的运动器官得以发展，并最终使动物能脱离水环境，走向陆地。

第四章 生命的支撑和运动——运动系统

运动系统的第三个功能是保护：由骨、关节和骨骼肌形成了多个人体内的腔隙，如胸腔、腹腔盆腔和关节腔，骨骼对外力的阻挡可以保护各个内脏器官及关节内结构。

接下来，就让我们来逐一认识一下组成我们运动系统的三个部分：

骨　骼

骨骼所具有的活力远远超出了我们想象！生物死去后，经过上千年的腐蚀风化，机体的皮肤、肌肉等软组织可能早早地消失掉，可是骨骼却可以长期保存下来，我们的考古学者对远古人类的认识就大部分参考古人遗留的骨骼残骸。考古学家发现，骨骼中的每一块骨都能够表述一段历史：它们常常能够提供其主人的年龄、性别、身高、体重，活动及饮食习惯等大量信息。

我们的骨骼强壮到足以支持全身体重，又轻巧到能够灵活自如，除了支撑和运动之外，骨同时还能够保护内脏，并贮存一些为人体所必需的无机物，如大部分钙、磷和镁等矿物质。另外，骨骼还是造血器官，骨的骨髓是制造红细胞和一些白细胞的场所。我们的骨骼，既坚硬粗壮，又柔韧有弹性，每一个部分都有血液供应，并处于不断生长和更新的状态之中。

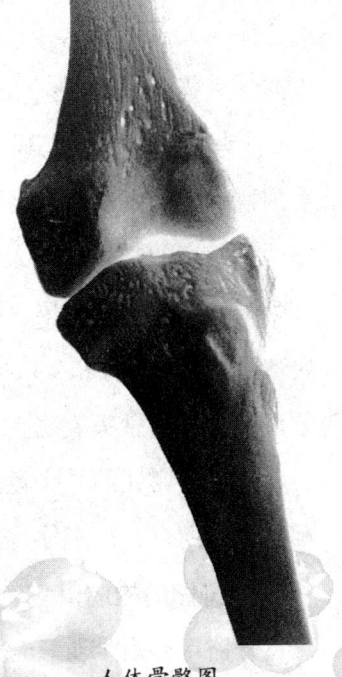

人体骨骼图

人们在博物馆所见到的骨干而硬，而实际上我们身体里面的骨是一种代谢相当活跃的湿润器官。我们的身体里最长的骨头是大腿处的股骨，它通常占人体高度的27%左右，有记录的最长股骨为75.9厘米，而我们耳朵里的镫骨是人体内最小的骨头，它只有0.25~0.43厘米。成年人全身骨的重量约为体重的1/5，刚出生的婴儿骨重量大约只有体重的1/7。

1. 骨骼的数量

成人的骨共有206块，骨与骨相互连接成为骨骼。206块骨中，分为头颅骨、躯干骨、上肢骨、下肢骨四个部分，成人有206块骨头，这是全球人类总体情况。人群中这方面是不完全相同的。有人统计，中国人的骨头普遍要比欧美人少。这是由于大多数中国人脚上的第5趾骨为2块骨头，不像欧美人有3块骨头。每只脚少1块，总共少了2块，欧美国家的成人骨骼总共有206块，我们中国人的就只有204块。值得一提的是儿童的骨头比成人的多！这是因为儿童的骶骨有5块，长大后就合为1块了。儿童的尾骨有4~5块，长大后也合成了1块。儿童有2块髂骨、2块坐骨和2块耻骨，到成人就合并成为2块髋骨了。这样加起来，儿童的骨头要比大人多11~12块，就是说有217~218块。更有甚者：初生婴儿的骨头竟多达305块，因为婴儿出生的时候有很多骨缝都还没有闭合，后来才逐渐闭合，骨骼也逐渐融合在一起。

2. 骨骼的构成

骨骼主要由骨质、骨髓和骨膜三部分构成，里面有丰富的血管和神经。其中骨质又分为骨松质和骨密质，长骨的两端是呈蜂窝状的骨松质，中间是致密坚硬的骨密质，骨的中央是骨髓腔，骨髓腔及骨松质的缝隙里容着骨髓。儿童的骨髓腔内的骨髓是红色的，有造血功能，随着

第四章　生命的支撑和运动——运动系统

年龄的增长，其逐渐失去造血功能，颜色也慢慢变成了黄色，但长骨两端和扁骨的骨松质内，终生保持着具有造血功能的红骨髓，成为成人正常生理情况下血细胞的主要来源。当成人遇到创伤，机体严重缺血时，部分黄骨髓可被红骨髓替代，重新恢复造血功能，以使机体整体造血功能大大增加，有利于度过危险。骨膜是覆盖在骨表面的结缔组织膜，里面有丰富的血管和神经，起营养骨质和感觉的作用，骨膜受到刺激的时候将产生剧烈的疼痛。同时，骨膜内还有成骨细胞，能不断增殖，演化为骨细胞，从而能增生骨层，使受损的骨组织愈合和再生。未成年期骨膜成骨细胞的增殖可以使骨增粗。

骨骼的化学成分：骨骼是由有机物和无机物组成的，有机物主要是蛋白质，其使骨骼具有一定的韧度，而无机物主要是钙和磷，使骨骼具有一定的硬度。人在不同年龄，骨的有机物与无机物的比例是不同的。儿童和少年的骨，有机物的含量比无机物多，他们的骨柔韧度及可塑性比较高；而老年人的骨，无机物的含量比有机物多，他们的骨硬度及脆性比较高，跌倒后容易断裂骨折，所以要注意礼让，保护好身边的老人，防止他们跌倒。

3. 骨骼的形态

骨的不同形态反映出它们在人体内所起的不同作用。骨骼根据形态主要分为：长骨、短骨、扁平骨、不规则骨和子骨。

长骨的长度远大于宽度，分为一个骨干和两个骨骺，骨骺是人体骨骼生长的"基地"，使我们的骨骼变长，成年后骨骺逐渐闭合。大部分四肢骨都是长骨（包括三块指骨），例如上肢的肱骨，下肢的股骨（即我们常说的大腿骨）等。

短骨呈立方体状，短骨主要和子骨构成腕关节和踝关节。

扁平骨薄而弯曲，主要组成头骨和胸骨。

不规则骨顾名思义就是形状不规则的骨骼，我们的脊椎骨和髋骨是不规则骨。

而子骨是包在肌腱里的小骨头，就像埋在地里的种子，故又称"种子骨"，例如构成我们膝关节髌骨，以及我们手掌上大小犹如豌豆的豌豆骨。

长骨像杠杆，在我们的运动中起着提升和下降的作用；短骨起着有效支撑的作用；扁骨像贝壳一样起着保护作用。小而圆的子骨使包埋它的肌腱远离关节，并增加肌腱弯曲的角度以增大肌肉的收缩力。这样，我们身体里的各种形态的骨骼分工明确，是我们身体运动的坚强后盾。

保护好自己的骨骼

骨折是一种常见的骨骼损伤，损伤可以是骨表面形成小的裂缝，称骨裂，直至整个骨的完全断裂，破碎成小块，儿童因为骨非常柔韧，可发生青枝骨折，就像是春天折断的翠绿的树枝，表面没有裂痕，也不会断裂，只是不能维持原有的形状。

骨折可发生于任何年龄，青少年应遵守交通规则、避免过度锻炼，尽量避免骨折的发生，因为骨折的后果可轻可重，有的可能致使躯体的不协调，终生残废。如果自己或他人发生骨折，处理时应该按照一定原则进行：

首先，对伤口进行处理。无论伤口大小，都不宜用未经消毒的水冲洗伤口或在伤口处外敷药物。绝大多数伤口出血压迫包扎后即可止血，

第四章 生命的支撑和运动——运动系统

若条件有限,应尽量用比较清洁的布类包扎伤口。

其次,妥善固定伤肢。任何疑似骨折的伤员在送往医院治疗之前,都应用妥善方法将其伤肢可靠地、临时固定起来,避免骨折移位造成更严重的创伤,固定的范围需超过上下关节。固定材料应就地取材,树枝、木棍、木板等都可以拿来作固定装置。找不到物什时也可以用伤员身体的一部分作固定,如将受伤的上肢捆缚固定在上身躯干,或将受伤的下肢和健肢捆缚在一起作为固定。

最后,妥善固定后,迅速运往医院。

如果他人脊柱骨折,那么你在搬运时,一定要注意方式和姿势:

1. 脊椎外伤伤员的搬运应使用木板或门板,方法是先使伤员两下肢伸直,两上肢也伸直并放于身旁。木板放在伤员一侧,2~3人扶伤员躯干,使其成一整体滚动移至木板上,或3人用手臂同时将伤员平托至木板上。注意不要使伤员的躯干扭转,切忌使用搂抱,或一人抬头、一人抬足的方法,因为这样容易加剧脊柱骨折而易伤及脊髓,脊髓损伤常常可致瘫痪等,另外凉椅、藤椅之类的软工具固定效果差,最好不要用来运送伤员。

2. 颈椎外伤伤员的搬运要有专人托扶其头颈部,沿纵轴方向略加牵引,并使头颈部随躯干一同滚动。或由伤员自己双手托住头部后再缓慢搬移。严禁随意强行搬动头部。伤员躺在木板上时应用沙袋或折好的衣物放在其颈部的两侧加以固定。因为颈部高位椎管里的延髓有重要的生命中枢存在,若不小心损伤,严重者可致立即死亡。

青少年驼背,少数属于天生畸形或因脊柱本身患病(如脊柱结核等)造成,绝大多数是由于平时不注意保持正确姿势,运动不当或经常背负重物引起脊柱侧弯或者脊柱后凸。为预防驼背,就应在日常生活中保持良好姿势。俗话说，"站如松，坐如钟，运如风，卧如弓"。这里介绍几种预防及矫正驼背的方法：

1. 在床上仰卧，在脊背下垫一枕头，使头向后仰，坚持15~20分钟，早晨起床前可以重复一遍。

2. 卧床上，双手后伸，躯干向后伸直，离开床面，然后放松回位，重复20~30下，每天2~3次。

3. 坐在椅子上，使整个背部、腰部紧贴椅背后，双手互握，手心向后，然后尽力将双肩后挺，头部略向后仰，保持这种姿势10分钟，每天6~10次。

4. 并腿站立，两手持体操棒放在背后肩胛骨水平处，做挺胸与松弛交替动作，也可做腹背运动和左右转体动作。

5. 分腿站立，两手在身后握体操棒，用力向后上方振臂，同时抬头。

骨质疏松是老年人常有的疾病，随年龄增长每个人都可能发生，锻炼和补钙可缓解其的发生。长期大量饮酒以及长期使用激素的人，容易发生股骨头坏死，股骨头坏死后下肢就不能正常发挥支持和行走的功能了。另外骨骼也会发生感染、肿瘤等疾病，青少年如果发现骨骼疼痛、骨骼包块等应及时找医生检查。

骨 连 结

在观看艺术体操的时候，我们会为运动员优美的姿势、轻盈的体态惊叹不已。其实，我们写字、走路、吃饭、穿衣等一举一动，如此灵活自如、随心所欲，都是由于许多骨骼和肌肉在协调运动的结果。那么，

第四章 生命的支撑和运动——运动系统

它们是怎样连接在一起,进而使人体这样运动自如呢?原来在骨头与骨头之间,有一个特别的装置,叫做关节,是它把两块或多块骨头相互连接在一起,并使人能运动自如,使其动作协调优美,例如四肢的肩关节、肘关节、指间关节、髋关节、膝关节。其中膝关节是人体最大的关节,肩关节是人体最灵活的关节,而人一生中,手指关节平均需要弯曲2500万次。

关节由关节囊、关节面和关节腔构成。关节囊像被子一样包围在关节外面,关节里面光滑的骨称为关节面,关节内的空腔部分为关节腔,这使得关节有一定的活动范围。正常时,关节腔内有少量液体,起润滑作用,以缓冲关节运动时产生的摩擦。当关节发生病变的时候,关节腔内液体可能增多,形成关节积液而致关节肿胀。

关节一般分为三类:

纤维性关节:又叫不动关节,两骨之间由致密纤维结缔组织相连,没有活动功能。例如头颅骨是由8块扁骨组成的,它们的边缘形似锯齿,相互交错,嵌合在一起,中间以骨膜相隔,联成一整块,一点也不能活动,而他们的固定性很好地保护了人脑,又如牙齿嵌合于齿槽内,也是如此。

软骨关节:又称微动关节。关节之间以软骨组织相连,这类关节仅可以有部分动作。如由一块块脊椎骨组成的脊柱,在两块脊椎骨之间,垫着一块环状的软骨,再由一种有弹性的"绳子"——韧带把它们绑在一起,使我们的头颈和胸、腰部能够前后左右弯曲转动,但关节面之间的活动范围较小。

滑膜关节:又叫可动关节。它有明显的关节腔,腔壁有滑膜,里面的滑液为关节的润滑剂。这类关节没有关节盘,或仅残留有软骨板,用以填补关节面的不规则和控制滑液的流动。这类关节有较大的活动范围，包括四肢关节及人体中的大多数关节。

关节的常见问题

关节在特定情况下运动，超出正常的运动范围，或非自然方向的运动，直接的撞击或跌倒，病菌的感染，以及一些体内代谢免疫性疾病等都有可能造成关节损伤和破坏。

青少年喜欢运动，但是不适当的运动姿势，过度的锻炼有可能造成关节面偏离原来的位置，造成关节面不相对和谐而脱位，致使关节红肿疼痛，失去原有的活动能力，如果这种情况发生，应休息损伤关节，找专业人士复位，切忌自行胡乱揉搓，以免加重病情。

许多人都曾有过骨头关节响的体会，有人握拳时指关节会发出"叭"的声音，也有人只要上、下楼梯，膝关节就有节奏地"嘎、嘎"响，还有人甚至连伸个懒腰、打个哈欠，颈背或颞颌关节都会发出声音。这到底是怎么回事呢？是长个子、扭伤，还是预示着关节出了什么问题？

通常，关节弹响有生理性和病理性之分，大多数关节弹响属于生理性，发出响声的同时不会引起身体其他部位的不适，对身体危害不大，不需要特别处理，也不必为此惴惴不安。但有一部分人在关节弹响的时候，还会伴有酸疼、肿胀等不舒服的感觉，这时可能就预示着关节出现问题了。医学上比较常见的就有膝关节半月板损伤、髌骨关节骨关节炎等。

第四章 生命的支撑和运动——运动系统

骨骼肌

　　肌肉构成人体的大部分，约占体重的50%，青少年期体重的增加，约有一半是由于肌肉的增长。肌肉分为骨骼肌，平滑肌和心肌，其中骨骼肌因为人们能有意识地让它收缩或松弛，又称为随意肌。运动系统的肌肉是骨骼肌，绝大部分附着于骨。

　　人体有600多块骨骼肌，与骨骼协同工作，通常骨骼肌附着在骨的一端，跨越一个关节，然后变细附着在另一块骨上，当那块肌肉收缩时，肌肉牵动一块骨，而另一块骨相对固定。相对固定骨上的肌肉附着点称为肌肉的起点，相对活动的骨上的附着点称为肌肉的止点，许多肌肉有一个以上的起点和止点。从背上部的大块的三角形肌到手部灵巧的细小条状肌，骨骼肌的形态大小差别很大。骨骼肌的形态决定了其收缩力量。人体最强壮的骨骼肌是沿着脊柱分布的肌肉，这些肌肉协同脊柱维持身体姿势，并产生抬举和推进时的动力。

1. 骨骼肌的结构

　　如果我们像一个细胞那么小，能够随意进入人的身体，那么当我们来到肌肉群中时，会发现我们的骨骼肌就像一股粗电缆，里面整齐地排列着许许多多细电缆，这些细电缆被我们称为肌纤维，也就是骨骼肌细胞。这些细电缆又由一束束更细的电线——肌原纤维组成，每根肌原纤维，则又是由缠在一起的两种丝状蛋白质（肌凝蛋白和肌动蛋白）组成，这就是肌肉最基本的单位，也即是骨骼肌最突出的特点。那些大力士们的大块大块的肌肉，全是由这两种小得根本无法想象的蛋白组合成的，当它们联合起来以后，就能做出惊天动地的动作来。

随着人的年龄不断增长，控制骨头活动的骨骼肌的弹性纤维会逐渐由结缔组织所代替。结缔组织虽然很结实，但没有弹性，因此肌肉变得较弱，不能强力收缩。所以老年时，肌肉的力量衰退，反应也迟钝了。人老了，肌肉的力量也就衰老了。

对青少年来说，通过一定时间和强度的锻炼，肌肉可以变得发达。但大块的肌肉一定好吗？答案是否定的。毛细血管负责携带血液流经肌肉，大块的肌肉剧烈收缩的时候，毛细血管遭到挤压，没有了血液供应，肌肉会开始缺氧，废物开始堆积。但在压力极大的情形下，肌肉无法作出快速的反应，疲劳感于是不断袭来。

以攀岩为例，肌肉发达的强壮男性攀登者可能会以为一直向上爬就好，因此他攀爬的速度会很快。但他的前臂的肌肉很快就会缺氧，迫使他放弃。攀岩更多讲求的是一个人的力量和重量的比率。小块肌肉更有利，只需承担自己的体重就可以了。在某些体力挑战面前，女性比男性更具优势。肌肉较小的女性施力较小，对毛细血管的挤压也比较轻，所以肌肉更具有耐力。

2. 骨骼肌的分类

骨骼肌根据其形态差异，可以分为长肌、短肌、阔肌、轮匝肌等基本类型。长肌多见于四肢，主要为梭形或扁带状，肌束的排列与肌的长轴相一致，收缩的幅度大，可产生大幅度的运动，但由于其横截面肌束的数目相对较少，故收缩力也较小；另有一些骨骼肌有较长的肌腱，肌束斜行排列于腱的两侧，酷似羽毛名为羽状肌（如大腿外侧的股直肌），或斜行排列于腱的一侧，叫半羽状肌（如大腿后方的半膜肌、拇长屈肌），这些肌肉其生理横断面肌束的数量大大超过梭形或带形肌，故收缩力较大，但由于肌束短，所以运动的幅度小。短肌多见于手、足

第四章　生命的支撑和运动——运动系统

和椎间。阔肌多位于躯干，组成体腔的壁。轮匝肌则围绕于眼、口等开口部位，其收缩主要负责开口部位的关闭。

骨骼肌可根据它的形状、大小、位置、起止点、纤维方向和作用等命名。依形态命名的如斜方肌、菱形肌、三角肌、梨状肌等；依位置命名的如肩胛下肌、冈上肌、冈下肌、肱肌等；依位置和大小综合命名的有胸大肌、胸小肌、臀大肌等；依起止点命名的如胸锁乳突肌、肩胛舌骨肌等；依纤维方向和部位综合命名的有腹外斜肌、肋间外肌等；依作用命名的如旋后肌、咬肌等；依作用结合其他因素综合命名的如旋前圆肌、内收长肌、指浅屈肌等。

3. 骨骼肌的生理特性及其兴奋条件

从生理意义上讲，骨骼肌具有兴奋性、传导性和收缩性。骨骼肌是可兴奋组织，受到刺激后可产生兴奋，兴奋后，立即产生收缩反应。兴奋可在骨骼肌细胞内及细胞间进行传导。当然不是任何刺激都可以使骨骼肌产生兴奋，刺激要达到一定强度才能使骨骼肌产生兴奋，引起肌肉兴奋的最小强度的刺激我们称为阈刺激。

骨骼肌易产生的疾病

骨骼肌及其肌腱附着结构的损伤，往往是由于日常活动过程中的过分劳累或者在运动过程中突然的牵拉或扭转引起的。常见的如：肌肉扭伤、撕裂、肌腱炎、肌营养不良等。

反复肌肉扭伤是由于长期重复特殊运动引起的一类损伤，键盘操作人员和音乐家很容易发生这种损伤，以致手指运动时感觉疼痛。很多时候我们在运动后会出现肌肉的酸痛，肌肉酸痛有两种：一种是运动后立即出现酸疼，但消失也较快，叫做急性的肌肉酸疼；另一种并非运动后即刻产生酸疼，而是在运动后几小时甚或睡一夜觉之后才出现，消失得也很缓慢，要两三天才能消失。这种酸疼叫做延迟性肌肉酸疼。

乳酸是一种酸性物质，可以刺激肌肉中的神经末梢，产生疼痛感觉；另外，乳酸堆积在肌肉中会造成局部渗透压过大，这样就要把周围的水分吸过来，造成肌肉水肿而致疼痛。运动之后，肌肉中堆积的乳酸逐渐由血液运走，肌肉酸痛也就逐渐消失了。

它们产生的原因不完全相同。急性的肌肉酸疼，常常是因为运动太剧烈，氧供应不上，造成肌肉中乳酸大量堆积。而延迟性肌肉酸痛的病因上不太明确，多数人认为，肌肉的过度使用可造成它的出现。

对于延迟性肌肉酸痛，可对酸痛的肌肉进行一些伸展拉长的练习，或做一些按摩或针灸，就可以缓解这种肌肉酸疼。肌肉酸疼常常表明你的锻炼水平还不能适应现在的运动量。如果坚持下去，经常锻炼，当你全身的机能提高到一个新的境界，就会产生适应，类似的运动量就不会使你出现肌肉酸痛了。运动后身体酸痛是正常的，解决这个问题的最好办法是长期坚持运动，并注意开始时运动量不要太大，强度不要太强，经过一段时间后身体自然能够适应，也就不会出现酸痛的问题了。

第五章　人体内环行不息的运输流——循环系统

在我们的身体里，时时刻刻都有大量液体（血液、组织液和淋巴液）在由心脏、血管及淋巴管组成的管道系统中流动，将各种有用的物质（如葡萄糖、能量、激素等）送到身体各个部位，再将废物带走，如此周而复始，构成一个生命中不停息的运输流，这个由体液及其借以循环流动的管道组成的系统就是循环系统。

循环系统是由一系列复杂的管道连合而成的，根据管道中流动的体液不同，可分为心血管系及淋巴系两部分。心血管系由心脏、动脉、毛细血管和静脉组成，管道中流动着血液。而淋巴系则由淋巴管道、淋巴器官和淋巴组织组成，在淋巴管道内，流动着淋巴液。

心　　脏

人们常常说"心想"这个词，但其实心脏并非人体内掌管意识和思考的器官，而是生命之泵，它将血液源源不断送到血管中。人们常常把心跳停止作为生命消失的一个标志，足以见得心脏这个器官的重要性。

1. 心脏的结构

心脏的形状像一个倒置的梨，大小和自己的拳头差不多。它位于膈肌的上方，两片肺叶之间。心脏是由肌肉围成的空腔器官，内有四腔：

后上部为心房，房间隔将其分为左心房和右心房；前下部为左心室、右心室，二者间隔为室间隔。正常情况下，左半心与右半心不直接交通，但每个心房可经房室口通向同侧心室。心房和心室之间是被称为瓣膜的结构，在右心该瓣膜由三个瓣叶组成因此被称为三尖瓣，而在左心该瓣膜由两个瓣叶组成被叫做二尖瓣。右心房与上、下腔静脉和冠状窦相连，而肺静脉开口于左心房。右心室通过肺动脉将从全身回来的静脉血液泵入肺中进行氧合，富含氧气的血液从肺静脉回到左心房，再从二尖瓣进入左心室，而左心室通过主动脉将氧合后的动脉血泵到全身。

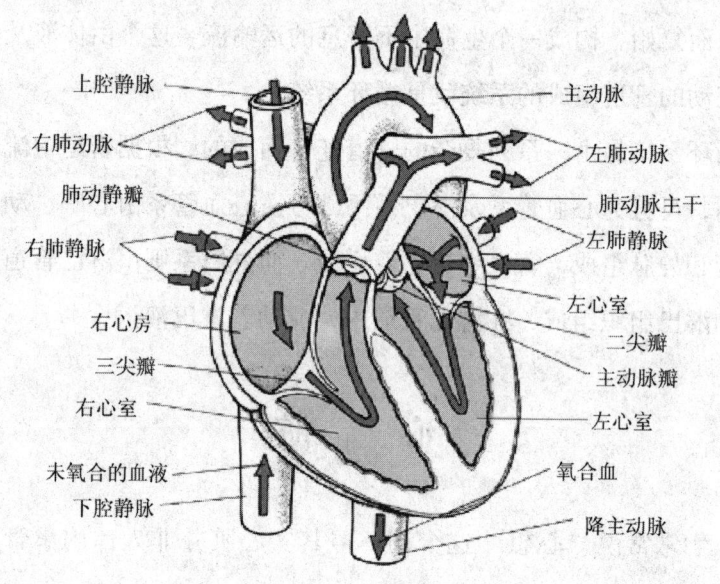

人体心脏图

只要生命存在，血液就会在人体中沿着一定的路径环行不息：上下腔静脉→右心房→右心室→肺动脉→肺循环→肺静脉→左心房→左心室→主动脉→体循环→上下腔静脉。

2. 心脏的自律性和收缩性

心脏在适宜的离子浓度、渗透压、酸碱度、温湿度以及充分的氧气

第五章 人体内环行不息的运输流——循环系统

和能源供应等条件下,即使除去所有的神经,甚至在离体条件下,它仍然能够保持其固有的节律性收缩活动。即心脏本身具有自动节律性,简称自律性。

正常情况下,心脏各部分按照一定的顺序,规律的收缩舒张,其频率为60~100次/分,这一过程的实现是依靠心脏内特化的心肌纤维所构成的传导系统。这个系统包括:窦房结、房室结、房室束以及分布到心室乳头肌和心室壁的许多细支。在这个系统中,窦房结就像发电站发出冲动,而其他传导系统就像密布城乡的电网将冲动最终送到心房肌和心室肌。电信号通过传导系统到达心肌后,心肌细胞表面的膜电位发生改变,这就是我们平时所做的心电图检查的生理基础。随着膜电位的变化,钙等多种离子进入心肌细胞,启动了一系列复杂的生理、生化过程,随之心肌细胞发生收缩,将血液射出心脏。

3. 心脏的功能

心脏的作用是推动血液流动,向器官、组织提供充足的血流量,以供应氧和各种营养物质,并带走代谢的终产物(如二氧化碳、尿素和尿酸等),使细胞维持正常的代谢和功能。体内各种内分泌的激素和一些其他体液等,也要通过血液循环将它们运送到靶细胞,实现机体的体液调节,维持机体内环境的相对恒定。

此外,血液防卫机能的实现,以及体温相对恒定的调节,也都要依赖血液在血管内不断循环流动,而血液的循环是由于心脏"泵"的作用实现的。成年人的心脏重约300克,它的作用是巨大的,例如一个人在安静状态下,心脏约跳70次/分,每次泵血70毫升,则每分钟约泵5升血,如此推算一个人的心脏一生泵血所做的功,大约相当于将3万千克重的物体向上举到喜马拉雅山顶峰所做的功。

冠心病的预防

冠心病是目前发达国家致死的主要疾病之一，随着我国工业化的进行该病的发病率也在逐年上升，成为我国居民健康的一大威胁。冠心病虽然通常在中年以后发病，但其发展过程与年轻时的不良生活习惯是密不可分的，二十世纪四五十年代美国军医在解剖二战时战死的年轻士兵时发现在他们的主动脉中已经有粥样斑块形成，因此预防冠心病应当从青少年开始。下面介绍一些简单有效的措施，供大家参考。

1. 控制体重

研究表明：体重增加10%，冠心病危险增加38%；体重增加20%，冠心病危险增加86%。

2. 戒烟

烟草中的烟碱可使心跳加快、血压升高，心脏耗氧量增加、血管痉挛、血液流动异常以及血小板的粘附性增加。这些不良影响，使30～49岁的吸烟男性的冠心病发病率高出不吸烟者3倍，而且吸烟还是造成心绞痛发作和突然死亡的重要原因。

3. 适量饮酒

少量饮酒的人其冠心病患病率和死亡率低于不饮酒者，这与少量饮酒可增加血液中高密度脂蛋白胆固醇，抑制血小板聚集有关。在众多酒类中，红葡萄酒较白葡萄酒及其他酒类对预防心血管疾病的效果更好。但是长期大量饮酒可导致心功能衰竭，表现为心室扩大和左心室收缩功能低下，当终止饮酒后其心衰能得以改善或至少不进一步恶化，而再次饮酒后心衰又复发，此种情况若反复多次发生，将会造成心肌的不可逆

第五章　人体内环行不息的运输流——循环系统

损害，以至终止饮酒后仍有进行性心功能恶化，引起"酒精性心肌病"。

4. 合理饮食

总热量限制在标准量以内，使体重维持在标准水平，如果超重应进一步限制总热量，或适当增加体力活动。减少每日胆固醇的摄取。胆固醇的摄入量不应超过 300 毫克/日。脂肪的摄入不应超过总热量的30%。减少钠的摄入，以氯化钠（食盐）计，每人的摄入量应首先争取达到 10 克/日以下，将来能减至 5 克/日以下为好。

5. 适量运动

积极参加适量的体育运动。维持经常性适当的运动，有利于增强心脏功能，促进身体正常的代谢，尤其对促进脂肪代谢，防止动脉粥样硬化的发生有重要作用。美国很多权威专家建议为预防冠心病每日至少应保证 30～45 分钟的有氧运动。

6. 规律生活

养成健康的生活习惯。生活有规律，心情愉快，避免情绪激动和过度劳累。

血　　管

心血管系由心脏和血管共同构成，前面我们已经了解了心脏的结构和功能，下面我们再来了解一下血管。

血管是血液流动的管道，按血管的构造、功能不同，分为动脉、静脉和毛细血管三种。动脉起自心脏不断分支，口径渐细，管壁渐薄，最后分成大量的毛细血管，分布到全身各组织和毛细血管间。毛细血管再汇合，逐级形成静脉，最后返回心脏。动脉和静脉是输送血液的管道，毛细血管是血液与组织进行物质交换的场所，动脉与静脉通过心脏连通，全身血管构成封闭式管道。

1. 动脉

动脉是运送血液离开心脏的血管，从心室发出后，反复分支，越分越细，最后到达毛细血管。动脉管壁较厚，能承受较大的压力。大动脉管壁弹性纤维较多，有较大的弹性，心室射血时管壁扩张，心室舒张时管壁回缩，促使血液继续向前流动。中、小动脉，特别是小动脉管壁的平滑肌较发达，可在神经体液调节下收缩或舒张，以改变管腔和大小，影响局部血流阻力。我们在害羞时会脸红，这就是因为此时大脑发出的信号通过植物神经传导到脸部的末梢血管，使其管腔扩张，血流加速。

2. 静脉

静脉由小至大逐级汇合，管径渐增粗，管壁也渐增厚。中静脉及小静脉常与相应的动脉伴行。静脉的数量比动脉多，管径较粗，管腔较大，所以容量也较大。

静脉也根据管径的大小分为大静脉、中静脉、小静脉和微静脉。但静脉管壁结构的变异比动脉大，甚至一条静脉的各段也常有较大的差别。静脉管大致也可分内膜、中膜和外膜三层。静脉壁的平滑肌和弹性组织不及动脉丰富，而结缔组织成分较多。

3. 毛细血管

毛细血管管径一般为6~9微米，只允许血液中红细胞一个一个依次通过，毛细血管管壁很薄，主要由一层内皮细胞和基膜组成，这些特征使得血液和毛细血管周围组织能发生充分的物质交换。细的毛细血管横切面由一个内皮细胞围成，较粗的毛细血管由2~3个内皮细胞围成。

第五章 人体内环行不息的运输流——循环系统

内皮细胞基膜外有少许结缔组织。在内皮细胞与基膜之间散在有一种扁而有突起的细胞，细胞突起紧贴在内皮细胞基底面，称为周细胞，其功能尚不清楚，有人认为它们主要起机械性支持作用；也有人认为它们是未分化的细胞，在血管生长或再生时可分化为平滑肌纤维和成纤维细胞。

毛细血管是血液与细胞进行物质交换的主要部位。毛细血管互相吻合成网，分布广泛，除软骨、角膜、毛发上皮和牙釉质外，遍布全身。各器官和组织内毛细血管网的疏密程度差别很大，与器官组织的代谢需要相适应，代谢旺盛的组织和器官如骨骼肌、心肌、肺、肾和许多腺体等，毛细血管网很密；代谢较低的组织如骨、肌腱和韧带等，毛细血管网则较稀疏。人体毛细血管的总面积很大，体重60千克的人，毛细血管的总面积可达6000平方米。毛细血管管壁很薄，并与周围的细胞相距很近，血流速度慢，这些特点是进行物质交换的有利条件。

光镜下观察，各种组织和器官中的毛细血管结构相似，但在电镜下，根据内皮细胞等的结构特点，可以将毛细血管分为连续毛细血管、有孔毛细血管和血窦三种类型。连续毛细血管的特点为内皮细胞相互连续，细胞间有紧密连接等连接结构，基膜完整，细胞质中有许多吞饮小泡。主要分布于结缔组织、肌组织、肺和中枢神经系统等处。有孔毛细血管内皮细胞不含核的部分很薄，有许多贯穿细胞的孔，孔的直径一般为60~80纳米。许多器官的毛细血管的孔由较一般细胞膜薄的隔膜封闭（肾血管球没有该隔膜），内皮细胞基底面有连续的基板。此型血管主要存在于胃肠黏膜、某些内分泌腺和肾血管球等处。血窦管腔较大，形状不规则，内皮细胞之间常有较大的间隙，故又称不连续毛细血管，主要分布于肝、脾、骨髓和一些内分泌腺中。不同器官内的血窦结构常

49

有较大差别，基膜或连续或不连续。

物质透过毛细血管壁的能力称为毛细血管通透性。毛细血管内皮细胞上的孔能透过液体和大分子物质，细胞膜内陷形成的吞饮小泡能输送液体，细胞间隙则因间隙宽度和细胞连接紧密程度的差别，其通透性有所不同。内皮细胞基底面的基板能透过较小的分子，但能阻挡一些大分子物质，如蛋白质。另外一些物质，如氧气、二氧化碳和脂溶性物质等，可直接透过内皮细胞的细胞膜和细胞质。

心管系统的常见疾病

我们平时常常说"心脏病"，这是对一大类疾病的统称，它包括了冠心病、心肌病、瓣膜病、先天性心脏病等。在不同年龄阶段容易患的心脏病种类也是不同的，如中老年人容易患冠心病、心肌病等，而青少年则以先天性心脏病、瓣膜病和阵发性室上性心动过速为多。

1. 先天性心脏病

先天性心脏病是由于在胎儿期心脏血管发育异常而致的心脏血管畸形，是小儿时期最常见的心脏病。室间隔缺损、房间隔缺损、动脉导管未闭和肺动脉瓣狭窄是临床最常见的几种先天性心脏病类型。先天性心脏病发生的原因并不明确，缺乏有效的预防方法，没有经过治疗的先天性心脏病到一岁时有一半死亡，到两岁时约有2/3死亡。产前B超检查是可以发现部分先天性心脏病的，早发现、早诊断、早治疗是降低该病自然死亡率的关键所在。

正常情况下，左半心和右半心不是直接相通的，左半心和右半心的血液也不同，左半心的血是经过肺氧合后富含氧气的，而右半心的血是

第五章 人体内环行不息的运输流——循环系统

来自全身消耗掉部分氧气的而富含二氧化碳的。房间隔缺损和室间隔缺损使得左半心和右半心直接相通,由于最初左心的压力大于右心,静息状态下,心脏收缩的时候,左半心的血部分流向右心,流向肺部的血流增多,丰富的血液为细菌提供了良好的培养基,这种病患者易患肺炎。

同时,因为左心分流一部分血液至右心,进入主动脉到体循环的血流量减少,小孩的生长发育受到限制。随着长期肺血增多,肺动脉压逐渐增加,并使得右心压力增加,当右心压力超过左心,心脏收缩时右心血流向左分流,使得进入主动脉的血液成混合血,而不是氧合很好的动脉血,进入体循环的氧供不足,机体缺氧,表现为口唇、四肢肢端青紫,即发绀。右心负荷增加可致右心衰竭。

这些综合征被称为艾森曼格综合征,一旦发生,常常意味着失去了手术时机,只能靠心脏移植才有可能存活。对于该病早期发现、进行手术干预是相当关键的。先天性心脏病早期没有特异性的临床症状,早期发现有时很困难。但是如果小孩在哭闹时出现全身发紫,活动能力低于同龄人,活动时经常蹲下喘息,经常患肺炎等等,家长都应该提高警惕。

2. 心瓣膜病

经过前面的讲述我们知道,心脏心房和心室之间有二尖瓣、三尖瓣,从右心室到肺动脉还有肺动脉瓣,从左心室到主动脉还有主动脉瓣,它们是一个通道,同时都还可以使血液朝着一个方向流动,防止反流。但是当他们受到侵袭损坏的时候就会出现病理表现。如果瓣膜各瓣叶粘在一起,开放受限,造成瓣口狭窄,就会阻碍血流的通过;而如果像门一样的瓣膜关闭不全,就会出现血液逆流。瓣膜口狭窄和(或)关闭不全,都会导致心功能不全,引起全身血液循环障碍。

心瓣膜病大多是由风湿性心内膜炎、感染性心内膜炎所造成的。风湿性心瓣膜病是急性风湿性心肌炎遗留下的瓣膜病，是我国最常见的心脏病，多发于20至40岁的青壮年，女性稍多。

它最常损坏的瓣膜是二尖瓣，可以致其狭窄或关闭不全或者两者都有，二尖瓣狭窄造成左心房血液进入左心室受限，左心房压力增大，肺淤血，可发生急性肺水肿和咯血等症。轻度二尖瓣关闭不全患者，可无自觉症状。较重的患者，心脏代谢功能失调时会出现疲倦、乏力、心悸、呼吸困难、咯血、咳嗽、腹胀、食欲不振、恶心、呕吐、尿量减少、夜尿多等心力衰竭症状。

治疗上分内科治疗和外科治疗：

内科主要是对症治疗。如：心功能较差者，症状明显的可使用洋地黄类强心药物。有水肿的患者可用利尿剂。发生肺部感染时，可用抗生素等。病变较轻或症状不重的患者就只需做好日常保健和内科治疗就行了。

外科治疗是本病的主要治疗手段。不同的瓣膜受损，有着不同的手术适应症。但大体来说，症状明显的，瓣膜受损中、重度的，无明显手术禁忌的，都应尽早手术。

目前，手术方式主要分两类：一类是瓣膜成形术，适合于瓣膜损伤较轻者，通过手术对原瓣膜进行修复和成形，保留原瓣膜，使之恢复到较正常工作状态；另一类是瓣膜置换术，瓣膜损伤较重者进行此类手术。切除原瓣膜，安置人工瓣膜。人工瓣膜分两类：机械瓣膜和生物瓣膜。

前者需要终生抗凝治疗，但预期使用寿命较长。而后者只需短期抗凝治疗，但预期使用寿命较短。所以机械瓣膜多用于年轻、有房颤或血

第五章 人体内环行不息的运输流——循环系统

栓，需要抗凝者；而生物瓣膜适用于有生育需求的妇女、老年者、有抗凝治疗禁忌或无法检测抗凝指标的患者。

3. 链球菌、风湿热与风湿性心脏病（风心病）关系

风湿热又叫急性风湿病或活动性风湿病，主要得病人群是儿童与青少年。迄今多数学者认为，引起风湿病的病因与甲型溶血性链球菌感染有关，这种细菌常常使人患咽峡炎、扁桃体炎或猩红热，而急性风湿热即为人体对这种细菌产生的一种变态反应性疾病。

在机体因过度劳累、受凉、潮湿等因素造成抵抗力下降时，隐藏在咽喉部的链球菌便会乘虚而入造成咽峡炎、扁桃体炎等呼吸道感染。风湿热的发生多在各种呼吸道症状之后2~3周左右，出现发烧、关节红肿、疼痛，部分病人还可在皮肤上产生红斑或结节。少数病人还可有腹痛、黄疸或同时发生急性肾炎。部分儿童还由于神经系统遭受侵犯，引起肢体不协调的扭曲，表情顽皮，像木偶一样。风湿热常常反复发作，久而久之造成心脏瓣膜增厚、结痂，以致钙化，即风湿性心瓣膜病，瓣膜损坏将导致心脏功能相应的下降，出现相关表现。

4. 阵发性室上性心动过速

我们都有这样的体会，在我们跑步后会觉得心跳很快，这是心脏为适应身体需氧量增加而自发的增加心律，这是一种正常的生理现象。但是阵发性室上性心动过速是一种不合时宜的心跳加快，它可能发生在安静休息时，也可能发生在运动时。这种心跳加快不仅不能为我们的心脏提供更多的血液，还会因为两次心跳间隔太短，静脉回心血液来不及充满整个心脏，使得心脏泵出的血液减少，使得身体各个部位的血液供应减少。因此表现出相关的一系列临床症状。患者会突然感觉心慌，头晕，全身无力，甚至会出现眼前发黑，意识短暂丧失等，上面这些表现

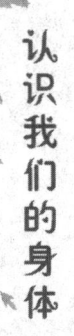

会在持续数分钟到数小时后，突然自己消失。

窦房结是控制心脏节律的中枢，它发出的冲动通过传导系统，使心脏产生顺序的收缩，这种节律我们称之为窦性心律。但是有些疾病情况下心律可能不受窦房结控制，而是来至心脏的其他部位，我们称之为异位心律，现在我们所讨论的阵发性室上性心动过速就是一种异位心律。

要搞清阵发性室上性心动过速的病因，必须知道心脏传导系统的一些电生理特性，因此比较复杂，这是医学院校心脏病专业的课程，在这里我们仅尽可能简单通俗地讲讲该病的原因。如果读者朋友们对这方面的知识感兴趣，那么可以继续在网上收集相关资料，或者查阅相关书籍。

阵发性室上性心动过速最常见的病因有两个，一是房室旁道，另一个是房室结双径路。

先讲前者，我们已经知道正常心脏由窦房结发出冲动经过房室结后传达到心室。我们可以把房室结看做高速公路上的收费站，它上下连接的传导系统可以看作高速公路，窦房结发出的电信号在高速公路上飞快地奔驰，到达房室结这个收费站时，它的传递速度会变慢。房室旁道可以看做是绕开收费站连接两条高速公路的侧路，我们可以想象有了这条侧路后，两条高速公路以及收费站之间就形成了一个环，电信号可以在这个环里周而复始的运动，反复经过收费站，激动心室，造成心脏搏动次数增多，这就产生了阵发性室上性心动过速。而房室结双径路可以看成是在房室结这个收费站里头出现了一快一慢两条道路，它们首尾相连，在房室结内部形成一个环路，电冲动在这种环路中往返运动，激动心室，也就引起了阵发性室上性心动过速。

阵发性室上性心动过速是青少年最常见的一种心律失常。患了这个

第五章　人体内环行不息的运输流——循环系统

病，先不必紧张。因为该病发作时，虽然会感觉不舒服，甚至短暂晕厥，但该病通常不会导致死亡，它在发作一段时间以后会自行消失。但该病也确实会给患者带来一些烦恼，我们很难预测什么时候它会发作，通常认为紧张焦虑会与发作有关，因此有可能会在高考前夕反复发作严重影响患者备考和休息。

如果谁发生过一次阵发性室上速，要预防它再次发作比较困难，最好的办法是发作时我们可以尝试屏住呼吸，或者将头侵入冷水中，这些方法有助于终止发作，如果还不行就需要到医院打些药，迅速终止发作，但这不是根治的方法，以后它还会反复发作。真正要根治该病，只有动一个小手术。医生将一根导管插入患者的股静脉，然后通过静脉系统到达右心房，在靠近旁道或房室结双径路的地方发放高频能量，把它们破坏，从而打断上述环路。这是一个很成熟的手术，95%以上的患者一次手术就能成功，而手术的风险很小。

血　　液

心血管系管道中流动的液体——血液，是生命的源泉，它将营养带到身体各个角落，再把全身各组织器官代谢所产生的废物带走。

1. 血液的组成

血液由血浆和血细胞组成。

（1）血浆

如果抽管血，加入抗凝剂后静置数分钟后可以看见明显的纵行分层，其中最上层浅黄色半透明液体就是血浆。血浆中除含有大量水分以外，还有无机盐、纤维蛋白原、白蛋白、球蛋白、酶、激素、各种营养物质、代谢产物等。这些物质无一定的形态，但具有重要的生理功能。

（2）血细胞

血细胞分为三类：红细胞、白细胞、血小板。红细胞呈红色，数目最多，占有体积最大，所以血液呈现出红色。

- 红细胞

红细胞直径7～8.5微米，呈双面凹圆盘状，中央较薄（1.0微米），周缘较厚（2.0微米），成熟红细胞胞质内充满血红蛋白。血红蛋白是含铁的蛋白质，约占红细胞重量的33%。它具有结合与运输氧气和二氧化碳的功能，当血液流经肺时，肺内的氧分压高（102毫米汞柱），二氧化碳分压低（40毫米汞柱），血红蛋白（氧分压40毫米汞柱，二氧化碳分压46毫米汞柱）即放出二氧化碳而与氧气结合；当血液流经其他器官的组织时，由于该处的二氧化碳分压高（46毫米汞柱）而氧分压低（40毫米汞柱），于是红细胞即放出氧气并结合二氧化碳。由于血红蛋白具有这种性质，所以红细胞能供给全身组织和细胞所需的氧气，带走组织细胞所产生的部分二氧化碳。

- 白细胞

白细胞为无色有核的球形细胞，体积比红细胞大，能做变形运动，具有防御和免疫功能。成人白细胞的正常值为4000～10000个/微升。男女无明显差别。婴幼儿稍高于成人。血液中白细胞的数值可受各种生理因素的影响，如劳动、运动、饮食及妇女月经期，均略有增多。在疾病状态下，白细胞总数及各种白细胞的含量百分比皆可发生改变。

光镜下，根据白细胞胞质有无特殊颗粒，可将其分为有粒白细胞和无粒白细胞两类。有粒白细胞又根据颗粒的嗜色性，分为中性粒细胞、嗜酸性粒细胞用嗜碱性粒细胞。无粒白细胞有单核细胞和淋巴细胞两

第五章 人体内环行不息的运输流——循环系统

种。不同种类的白细胞防御的针对性有所不同,通常情况下,感染细菌多有中性粒细胞增高,病毒感染常有淋巴细胞增多,而寄生虫感染或过敏常有嗜酸性粒细胞增多。

- **血小板**

严格地讲,血小板并不是一种细胞,它是哺乳动物血液中的有形成分之一。它有细胞膜,没有细胞核结构,一般呈圆形,体积小于红细胞和白细胞。血小板具有特定的形态结构和生化组成,在正常血液中有较恒定的数量,在止血、伤口愈合、炎症反应、血栓形成及器官移植排斥等生理和病理过程中有重要作用。如果血小板数量过少或者功能障碍常造成出血不能止住,甚至自发地出血。

2. 血液的功能

血液在人体生命活动中主要具有四方面的功能。

(1) 运输:运输是血液的基本功能,自肺吸入的氧气以及由消化道吸收的营养物质,都依靠血液运输才能到达全身各组织。同时组织代谢产生的二氧化碳与其他废物也依赖血液运输到肺、肾等处排泄,从而保证身体正常代谢的进行。血液对氧气运输的功能主要是靠红细胞来完成的。贫血时,红细胞的数量减少或质量下降,会不同程度地影响血液的运输功能,机体会出现缺氧、代谢废物堆积等一系列病理生理表现。

(2) 参与体液调节:激素分泌直接进入血液,依靠血液输送到达相应的靶器官,发挥相应的生理效能。从这方面来说血液是体液性调节的联系媒介。此外,维生素、部分酶等物质也是依靠血液传递才发挥对代谢的调节作用的。

(3) 保持内环境稳态:由于血液不断循环及其与各部分体液之间广泛沟通,故对体内水和电解质的平衡、酸碱度平衡以及体温的恒定等都起着重要的作用。

（4）防御功能：机体具有防御或消除伤害性刺激的能力，涉及很多方面，血液体现在其免疫和止血方面。例如，血液中的白细胞能吞噬并分解外来的微生物和体内衰老、死亡的组织细胞。血液中的淋巴细胞这种免疫细胞和血浆中的抗体如抗毒素、溶菌素等均能防御或消灭入侵机体的细菌和毒素。此外，由血小板和血浆中的凝血因子参与的血液凝固过程对血管损伤起修复和保护作用。

淋巴系统

淋巴系统是人体的重要防卫体系，它与心血管系统密切相关。淋巴系统能产生淋巴细胞和抗体，滤出病原体，对于液体和养分在体内的分配也有重要作用。

像遍布全身的血液循环系统一样，淋巴系统也是一个网状的液体系统。淋巴系统里流动的淋巴液，由血浆变成，但比血浆清，水分较多，能从微血管壁渗入组织空间。不同于心血管系统的是淋巴系统中淋巴的流动不能形成一个环路，而是单向行驶的，毛细淋巴管的末端是一个盲端。遍布全身的毛细淋巴管收集器官组织中多余的液体，向上层层输送，汇集成大的淋巴管，最终输入两条总导管：一条是淋巴系统的主干胸导管，与脊柱互相平行，通向左边近心脏的一条大静脉；另一条是右淋巴导管，通向右边的静脉。淋巴液最终进入血液，可以看做是血液循环的补充。

淋巴系统没有一个像心脏那样的泵为运送淋巴液提供动力。新的组织液流入细胞间的空隙将其中的液体挤入淋巴管。动脉和肌肉的收缩也

第五章 人体内环行不息的运输流——循环系统

对淋巴液施加向前的压力。呼吸作用则在胸导管内造成负压,使淋巴液向上流而回到血液中去。

沿着毛细淋巴管有 100 多个淋巴结或淋巴腺,身体的颈部、腹股沟和腋窝部位特别密集。每个淋巴结里有一连串纤维质的瓣膜,淋巴液就从此流过,滤出微生物和毒素,并加以消灭,以阻止感染蔓延。当病毒侵入人体发生感染时,淋巴结会肿大疼痛。像喉咙发炎时,会在下巴颏下摸到两个肿块,那就是淋巴结。炎症消失后淋巴肿块也会自然缩小。所以淋巴系统也是参与机体防御的重要系统。

总的说来,淋巴系统具有很重要的生理意义:

第一,回收蛋白质。外周组织间液中的蛋白质分子不能通过毛细血管壁直接进入血液,但比较容易透过毛细淋巴管壁而形成淋巴的组成部分。每天约有 75~200 克蛋白质由淋巴带回血液,从而使组织间液中蛋白质浓度保持在相对稳定的较低水平。

第二,输送脂肪和其他营养物质。由肠道吸收的脂肪 80%~90% 是由小肠绒毛的毛细淋巴管吸收,通过淋巴最终输送至血液。

第三,调节血浆和组织间液的液体平衡。每天生成的淋巴约有 2~4 升回到血浆,大致相当于全身的血浆量。

第四,免疫防御。淋巴流动和淋巴结的滤过可以清除侵入机体的细菌,对动物机体起着免疫防御作用。

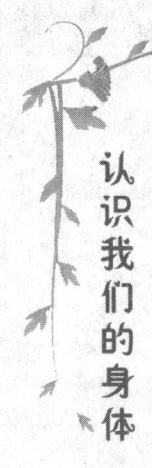

第六章 人体和环境的"气体交换站"——呼吸系统

人的生存离不开氧气，人需要通过吸入氧气，呼出二氧化碳来为机体提供能量。氧气到达各个组织器官前，则需要通过鼻、咽、喉、气管、支气管从外界到达肺，在肺泡进行气体交换，从而使氧气进入血液，随着人体的血液循环到达全身各个器官并为之所用。氧气到达血管之前经过的一系列结构构成了人的呼吸系统，呼吸系统是人体与环境进行气体交换的场所。

呼吸系统包括鼻、咽、喉、气管、支气管和肺。以声门为界，声门以上称为上呼吸道，声门以下称为下呼吸道。声门为喉的一部分，为人的发声器官。

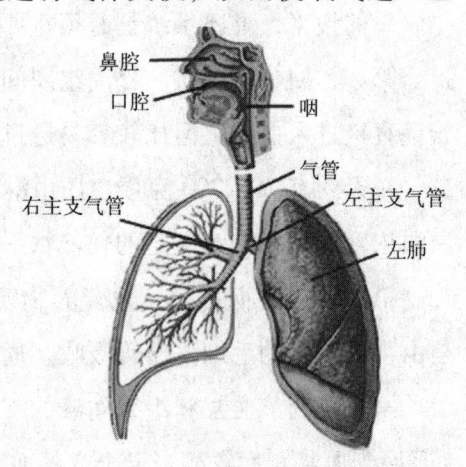

呼吸系统概观

鼻

鼻位于颅面的正中部，是人体的感觉器官，也是呼吸的门户。鼻分为外鼻，鼻腔和鼻窦三部分。外鼻位于面部正中间，形似一个基底向下的三棱锥体，上窄下宽。根据形态美学的要求，鼻自鼻根至鼻尖的直线

第六章 人体和环境的"气体交换站"——呼吸系统

距离，约占面长度的1/3较合适，鼻宽相当于鼻长的70%。鼻腔为拱状的腔，由骨和软骨围成，内面覆有黏膜和皮肤。鼻腔被一纵行的鼻中隔分为左右两腔，鼻中隔因位置常偏向一侧，所以左、右鼻腔的大小和形态常常是不对称的。鼻腔向前下借鼻孔与外界相通，向后由鼻后孔通向鼻咽。鼻窦是鼻腔周围颅骨中的一些含气空腔，左右成对，共有4对，分别为上颌窦、筛窦、额窦和筛窦。鼻窦与鼻腔是相通的，鼻腔的炎症可引起鼻窦的炎症，其中上颌窦和筛窦是鼻窦炎常见的部位。

鼻腔黏膜分为嗅区黏膜和呼吸区黏膜。嗅区黏膜内含分泌浆液的嗅腺，以溶解有气味物质微粒，产生嗅觉。呼吸区黏膜上皮含有许多纤毛细胞，其纤毛的运动主要由前向后朝鼻咽部。这些方向一致的整体运动可以将进入鼻腔鼻窦的细菌、病毒、灰尘、污染颗粒等有害物质以及鼻腔鼻窦的分泌物运送到咽部咽下或吐出。此外鼻腔黏膜还可分泌含有化学保护物质的黏液，这些黏液形成黏液毯，与纤毛运动一起作用，共同保护鼻腔黏膜。鼻腔黏膜内有丰富的静脉丛，构成海绵状组织，具有灵活的舒缩性，能迅速改变其充血状态，为调节空气温度与湿度的主要部分。下鼻甲上的黏膜最厚，对鼻腔的生理功能甚为重要，故手术时不宜过多去除。

鼻腔主要有呼吸、嗅觉功能，另外还有共鸣、反射、吸收和排泄泪液等功能。外界空气经过鼻腔处理后，才适合人体的生理需求。外界的空气通过鼻的升温作用后可以使空气的温度达到人体的体温。此外鼻还有加湿作用，能使空气的湿度增加，所以当我们用嘴呼吸时往往感到口及咽喉干燥。

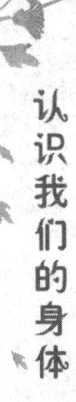

鼻子出血了

鼻出血指血液经鼻流出，鼻出血多从出血侧的前鼻孔流出。当出血量大或出血部位临近鼻腔后部时，可向后至后鼻孔，或再经对侧鼻腔流出，或经鼻咽部流至口腔吐出或咽下。在鼻中隔的前下部有一个血管非常丰富的区域，称为利特尔区，非常容易出血，大多数的鼻出血皆源于此，故亦称为鼻中隔易出血区。少量的出血可以通过按压鼻翼或鼻部冷敷进行止血，较大量的出血，往往需要进行鼻腔填塞。鼻腔填塞指通过填塞物直接压迫鼻腔出血部位的小血管使血管闭塞达到止血目的的治疗方法。

鼻出血可以由鼻部受到外伤撞击或挖鼻过深或挖鼻过重，鼻黏膜受空气刺激，急性鼻炎、萎缩性鼻炎，鼻腔、鼻窦或鼻咽部肿瘤等局部原因引起，也可以由高血压、动脉硬化、急性发热性传染病、白血病、血友病、各种紫癜等全身性疾病引起。经常性鼻出血患者应提高警惕，进一步找出病因所在。

咽

咽为呼吸道和消化道的共同通道，上宽下窄、前后扁平略呈漏斗形。咽根据其位置，自上而下分别鼻咽、口咽和喉咽三部分。咽通过咽鼓管与内耳相通，所以咽部的感染可以通过咽鼓管蔓延到内耳，引起中耳炎。咽鼓管对维持内外耳之间的气压起了非常重要的作用。

咽部有丰富的淋巴组织，主要有腺样体、咽鼓管扁桃体、咽侧索、

第六章　人体和环境的"气体交换站"——呼吸系统

咽后壁淋巴滤泡、腭扁桃体及舌扁桃体,这些淋巴组织在黏膜下有淋巴管相连系构成咽淋巴环的内环,此环输出之淋巴管与颈淋巴结又互相连系交通称为外环,内环和外环统称为咽淋巴环。这些淋巴组织构成了咽部的屏障,保护咽部不受外来有害物质的侵害。

随着人年龄增长,扁桃体免疫功能逐渐活跃,特别是 3~5 岁时,因接触外界变应原的机会较多,扁桃体显著增大,此时的扁桃体肥大应视为正常生理现象。青春期后,扁桃体的免疫活动趋于减退,体积逐渐缩小。

咽具有呼吸、吞咽、保护和防御以及共鸣功能。正常呼吸时的空气经过鼻和咽腔时,软腭必须保持松弛状态,若鼻或鼻咽有阻塞,就将影响鼻腔的正常呼吸作用,而张口呼吸。咽腔黏膜内富有腺体,故仍有继续对空气加温、湿润的作用。咽肌运动对机体起着重要的保护作用,在吞咽和呕吐时,咽肌收缩可暂时封闭鼻咽和喉部,使食物不致返流入鼻腔或被吸入气管。若有异物进入咽部,可因咽肌收缩而阻止其下行,产生呕吐反射,吐出异物。发音时咽腔可改变形状而产生共鸣,使声音清晰、悦耳,其中口腔上壁后部的软腭的作用尤为重要。

急性扁桃体炎

急性扁桃体炎是由乙型溶血性链球菌、葡萄球菌、肺炎双球菌等致病菌所引起的腭扁桃体的急性非特异性炎症。可分为充血性和化脓性两种,常伴有一定程度的咽黏膜及其他咽淋巴组织炎症。本病以儿童及青少年多见,每于季节更替、气温变化的时候,发生率大大增加,劳累、受凉、烟酒过度或某些慢性病等可以诱发本病。

急性扁桃体炎依其病理可分为两种类型，其临床表现有所不同：（1）急性卡他性扁桃体炎：病变较轻，炎症仅限于表面黏膜，咽隐窝内及扁桃体实质无明显炎症改变。患者可有低热、疲劳、食欲减退等非特异性全身症状，局部主要表现为咽痛不适，可见扁桃体及舌腭弓、咽腭弓充血、水肿，扁桃体不明显肿大，表面没有明显分泌物。（2）急性化脓性扁桃体炎：炎症从扁桃体隐窝开始，很快进入扁桃体实质，因此扁桃体明显肿大，咽隐窝内充满脱落上皮、脓细胞、细菌等渗出物，严重时化脓。此型全身症状较重，发热明显，体温可升至38℃~40℃（幼儿高热可出现抽搐、昏睡），畏寒，食欲不振，局部表现咽痛明显，甚至出现吞咽、说话困难，咽痛可向耳部放射，有时感到转头不便。检查腭扁桃体明显肿大、充血、化脓，甚至脓点连成一片，形成假膜，可被擦去而不出血，当扁桃体实质内化脓时，扁桃体表面呈黄白色突起。部分患者有下颌角淋巴结肿大。

急性扁桃体炎的治疗主要包括抗感染治疗和一般对症治疗。抗感染首选青霉素，对青霉素过敏者禁用，可根据细菌的药物敏感性做适当的调整。一般治疗包括注意休息，多饮开水，以流质饮食为宜，体温增高可予以解热止痛剂，如复方阿斯匹林，大便秘结则服用缓泻剂。咽部局部可用淡盐水或复方硼酸溶液漱口，配合含化片。

值得注意的是，若急性扁桃体炎治疗不及时、不适当，可引起扁桃体周围脓肿、急性中耳炎，也可以成为急性风湿热、心肌炎、肾炎、关节炎等疾病的诱发病灶。对于反复发作经保守治疗无效的患者，可待急性炎症消退后行扁桃体切除术，儿童免疫力差，咽扁桃体作为重要的保护屏障，切除术应慎重考虑。

第六章 人体和环境的"气体交换站"——呼吸系统

恼人的慢性咽炎

随着空气污染的加重,近年慢性咽炎患者的数量逐渐上升。慢性咽炎指咽部黏膜、黏膜下及淋巴组织的慢性炎症,常为上呼吸道慢性炎症的一部分。本病成年人多见,症状顽固,病程长,不易治愈。

引起慢性咽炎的病因包括局部和全身因素。局部因素包括:(1)急性咽炎反复发作逐渐转为慢性。(2)上呼吸道慢性炎症刺激,如慢性鼻窦炎、鼻咽部炎症、扁桃体炎、龋齿等常造成口鼻腔炎性产物反复刺激咽部。(3)长期吸入粉尘、有害气体等,均可引起本病。(4)职业因素及体质因素:教师、歌唱家等咽喉部使用过多,易患本病。

全身因素包括:贫血、胃食管反流性疾病、心血管疾病、慢性下呼吸道炎症、肝肾疾病等都可引发本病。另外,内分泌紊乱、自主神经失调、维生素缺乏以及免疫功能紊乱等也与本病有关。

慢性咽炎主要表现为咽部各种不适感,如异物感、烧灼感、痒感、刺激感和轻微的疼痛等。由于咽后壁常有较黏稠的分泌物刺激,常在晨起时出现较频繁的刺激性咳嗽,严重时易引起呕吐,咳嗽时常无分泌物咳出。上述症状因人而异,轻重不一,往往在用嗓过度、受凉或疲劳时加重。

喉

喉位于颈的前正中,上通喉咽,下接气管。喉是以软骨为支架,间以肌肉、韧带、纤维组织及黏膜等构成的一个锥形管腔状器官。喉不仅是呼吸道的重要组成部分，而且还是发音器官，具有呼吸、发声、保护、吞咽等重要功能。

喉是人的发音器官，其中起最主要功能的是声带。正常人在发声时，先吸入空气，然后将声带内收、拉紧，并控制呼气。自肺部呼出的气流冲动靠拢的声带使之振动即发出声音。声音的强度决定于呼气时的声门下压力和声门的阻力。声调决定于振动时声带的长度、张力、质量和位置。

喉部发出的声音称为基音，受咽、口、鼻、鼻窦、气管和肺等器官的共鸣作用而增强和使之发生变化，成为我们日常听到的声音。至于构词则由舌、唇、牙及软腭等所完成。

根据空气动力——肌弹力学说，声音的产生决定于呼出气流的压力和喉内肌肉的弹性组织力量之间的相互平衡；这种平衡作用的变动，可以改变声调、声强及音质。发声时，先吸气，使声带外展到中间位或外侧位。开始呼气时喉内肌收缩，两侧声带相互靠近，以对抗呼出气流的力量，使二者平衡。当声门逐渐缩小时，呼出气流的速度会逐渐加快。因为声带之间气流速度增快，声带之间的气体压力会随之降低，这就是伯努利效应。由于在声带之间形成了相对真空，双侧声带被牵拉接近，一旦声带靠拢在一起，完全阻塞气道，声门下方的气体压力就会增加，直到压力增加到足以使声门开放为止。当声门开放，声门下压力降低，声带因弹性及伯努利效应而回复关闭，这种现象重复得非常快，形成一个人声音的基本频率，重复得越快，声调越高，反之亦然。男性青年成人者声音的基本频率为124赫兹，女性青年成人者为227赫兹。

第六章 人体和环境的"气体交换站"——呼吸系统

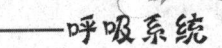

急性上呼吸道感染

急性上呼吸道感染是自鼻腔至喉部之间因急性感染致炎症的总称，简称上感。急性上呼吸道感染90%左右由病毒引起，细菌感染常继发于病毒感染之后。

我们常说的普通感冒，俗称"伤风"，也是一种急性上呼吸道感染。感冒是由多种病毒引起的，其中以冠状病毒和鼻病毒为主要致病病毒。这些病毒可以从呼吸道分泌物中排出并传播，当机体抵抗力下降，如受凉、营养不良、过度疲劳、烟酒过度、全身性疾病及鼻部本身的慢性疾病影响呼吸道畅通等，容易诱发感染。感冒初期鼻内有干燥感及痒感、打喷嚏，渐渐出现鼻塞、嗅觉减退、流大量清水样鼻涕，可伴有头痛、发热、声音嘶哑、乏力、肢体酸痛等症状。

目前为止，病毒感染仍然是医学界的难题。至今还没有发现可以直接杀死感冒病毒的药物，感冒后最有效的方法是依靠人体免疫系统对抗病毒，而我们能做的就是对症支持治疗，切忌使用大量的抗生素，因为这对感冒病毒是无用的。感冒期间应注意休息、大量饮水、清淡饮食，给免疫系统充分的体力支持，如果没有并发症，感冒常常会在7～10天左右自动痊愈。因为感冒造成人体抵抗力下降，常常引发细菌感染，出现化脓性扁桃体炎等情况，如果症状严重的话可以根据具体情况选择合适的抗菌药物对抗细菌感染。因为抗菌药物有针对性、耐药性等问题，最好遵医嘱使用。

流行性感冒是由流感病毒引起的急性呼吸道传染病，流感病毒可分为甲（A）、乙（B）、丙（C）三型，甲型病毒经常发生变异，传染性大，传播迅速，容易发生大范围流行。普通感冒和流行性感冒都是由病毒感染引起的，病毒经由空气传播，因此首当其冲被感染的是鼻子。病毒首先侵犯鼻黏膜，然后不断繁殖，引致鼻黏膜发炎，所以人会出现打喷嚏、流鼻涕、鼻塞等症状。不过，普通感冒对人体的影响一般只限于呼吸系统，几乎所有症状都是与鼻有关的。但是流行性感冒症状会影响全身，包括发热发冷、出汗、全身酸痛、头痛、骨痛、肌肉痛、疲倦乏力、食欲不振、咳嗽等等，严重时会引起肺炎、中毒性休克及其他并发症，甚至危及生命。流感病毒很容易变异，即使是患过流感的人，当下次再遇上流感流行，他仍然有感染的可能，所以流感容易引起暴发性流行，一般在冬春季流行的机会较多。

对于预防，注射针对该流感病毒的疫苗是有效手段，但每次的病毒都是新型的，研制疫苗只能从病人身体提取样本，需要一定的时间，所以流感仍然是全世界医学的难题。病毒存在于流感病人的呼吸道中，在病人咳嗽、打喷嚏时经飞沫传染给其他人，流感流行时期最重要的是呼吸道防护。而流感病人的有效隔离是减轻疫情的重要举措。

气管和支气管

气管沿颈部正中走行，呈后壁略平的圆筒形管状。成年人气管长约11~13厘米。上端与喉部相连，向下至第四，五胸椎体（相当胸骨角平面）交界处，分左右主支气管。气管主要由14~16个半环状软骨构成，有弹性，软骨为"C"形的软骨环，缺口向后，各软骨环以韧带连接起来，环后方缺口处由平滑肌和致密结缔组织连接，保持了持续张开状态，保证呼吸时气流通畅。左主支气管长，细，较水平。右主支气管

第六章 人体和环境的"气体交换站"——呼吸系统

较短、粗、较垂直，这种结构决定了当不小心使异物进入气管后更容易落入右主支气管内。左右主支气管进入肺后进一步分支，最终形成树枝状结构，称为支气管树。

气管及支气管内壁上有纤毛细胞，游离面有纤毛，每个细胞约有300根。纤毛向咽侧呈快速摆动，将黏液及附于其上的尘粒、细菌等异物推向咽部被咳出，所以纤毛细胞有净化吸入空气的重要作用。支气管内膜上有杯状细胞，它能分泌黏蛋白，与管壁内腺体的分泌物在上皮表面共同构成一道黏液性屏障，黏附吸入空气中的异物，溶解吸入的二氧化硫、一氧化碳等有害气体，随黏液咳出，对人体具有保护作用。

气管、支气管有异物

咽喉是呼吸道和消化道的共同通路，进食时哭笑打闹会使呼吸道打开，食物就可能进入气管、支气管。一些小孩喜欢将小玩具含在口中，当他们哭闹、受惊吓或者深吸气的时候也很容易将这些小玩具送进气管，或者再进入支气管。这些异物进入气管后，刺激气管黏膜引起剧烈呛咳，继之出现呕吐，如果堵塞大部分气管腔的呼吸通路，将导致呼吸困难，机体缺氧而全身发紫，严重者可能窒息死亡。若异物停留于气管，可随呼吸移动，引起剧烈的阵发性咳嗽，睡眠时咳嗽及呼吸困难均减轻。若异物向下滑入一侧支气管，咳嗽及呼吸困难症状减轻，可仅有轻度咳嗽及喘鸣，以后因异物堵塞和并发炎症，产生肺气肿或肺不张等支气管阻塞症状。时间较长者，炎症加剧，甚至可并发肺炎、肺脓肿或者脓胸，出现严重呼吸困难，并引起高热等全身中毒症状。

异物若已进入气管或支气管，自然咳出的机会只有1%~4%，必须尽快到医院设法将异物取出。一般可经直接喉镜或支气管镜检查，取出异物。喉梗阻严重者应行气管切开。误吸入液状物质时，应及时刺激咳嗽，咳出液体，或经鼻腔将导管放入气管吸引，必要时也可用直接喉镜或支气管镜吸引。

肺

肺位于胸腔中，左右各一，表面覆被一层光滑的浆膜，即胸膜脏层。有少量的液体将其与胸壁隔开，这些液体在呼吸时起润滑作用。肺是以支气管反复分支形成的支气管树为基础构成的。左、右支气管在肺门分成第二级支气管，第二级支气管及其分支所辖的范围构成一个肺叶，每支第二级支气管又分出第三级支气管，每支第三级支气管及其分支所辖的范围构成一个肺段，支气管在肺内反复分支可达23~25级，最后形成肺泡。

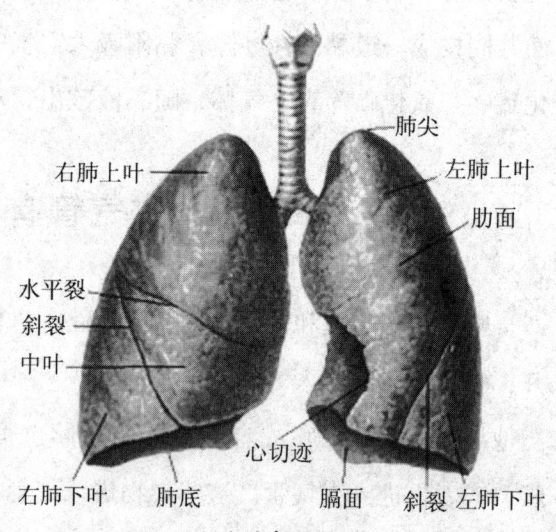

人体肺部结构图

支气管各级分支之间以及肺泡之间都由结缔组织性的间质所填充，血管、淋巴管、神经等随支气管的分支分布在结缔组织内。肺泡之间的间质内含有丰富的毛细血管网，毛细血管膜与肺泡共同组成呼吸膜，亦称为血气屏障，血液和肺泡内气体进行气体交换必须通过呼吸膜才能进

第六章　人体和环境的"气体交换站"——呼吸系统

行，呼吸膜面积较大，平均约70平方米，安静状态下只动用其中40平方米用于呼吸时的气体交换，因此，在因疾病等原因导致呼吸膜面积小于40平方米之前，肺换气不会出现明显的障碍。

肺呈海绵样，当吸气时肺扩张，肺的体积增大，当呼气时肺收缩，肺的体积缩小。吸气后，空气进入肺泡，氧气通过呼吸膜进入毛细血管，毛细血管中的二氧化碳通过呼吸膜进入肺泡，通过呼气排出体外。通过肺的气体交换，使空气中的氧气到达血管，再经过血液中的红细胞将氧气运输到机体的各个器官和组织，供器官及组织的新陈代谢需要。

肺泡细胞分为两类：肺泡Ⅰ型和肺泡Ⅱ型细胞。Ⅰ型细胞不能再生，主要参与血气屏障的构成；Ⅱ型可以再生，主要产生表面活性物质，降低肺泡表面张力。呼气时肺泡缩小，表面活性物质密度增加，表面张力降低，使肺泡不至过度塌陷；吸气时肺泡扩张，表面活性物质密度减小，表面张力增大，可防止肺泡过度膨胀。

哮喘该怎么办

哮喘是世界公认的医学难题，被世界卫生组织列为疾病中四大顽症之一。据调查，在我国至少有2000万以上哮喘患者，但只有不足5%的哮喘患者接受过规范化的治疗。哮喘虽然不能根治，但实施以控制为目的的疾病评估、疾病治疗和疾病监测的"三步骤"，特别是使用经全球循证医学证实的联合治疗方案，哮喘是能够控制的。

哮喘主要的临床表现包括：咳嗽、喘息、呼吸困难、胸闷、咳痰等。早期或轻症的患者多数以发作性咳嗽和胸闷这些非特异的症状为主要表现。

哮喘的发病具有一定的特征：（1）发作性：在遇到诱发因素（如花粉、尘螨等过敏原或者运动、吸烟、寒冷）时发作。（2）时间节律性：哮喘常在夜间尤其凌晨发作或加重。（3）季节性：秋冬季节哮喘更易发作或加重。（4）可缓解性：平喘药通常能够缓解呼吸困难等症状，哮喘也可有明显的缓解期。尽管哮喘的病因及发病机理尚不很清楚，但以目前的治疗方法，只要能够规范地长期治疗，绝大多数患者的哮喘症状能得到理想的控制，减少复发乃至不发作，与正常人一样生活、工作和学习。

哮喘的治疗需要患者和医生的积极配合。对于患者本人应避免和控制哮喘促（诱）发因素，减少复发；通过规律的肺功能监测客观评价哮喘发作的严重程度；与医护人员建立伙伴关系；长期定期随访；与医生合作制定哮喘长期管理用药计划，并坚持执行；制定发作期处理方案。

目前哮喘的治疗主要是指药物治疗，包括两大类：1. 支气管扩张药，主要用于急性发作期解除支气管痉挛（因为哮喘发作时本质是支气管痉挛使气道狭窄）。2. 抗炎药，常用的是吸入的糖皮质激素、色酮类药物、长效 β_2 激动剂等等，由于哮喘的病理基础是气道的慢性非特异性炎症，糖皮质激素等药物可减轻炎症，从而减少哮喘发作，在非发作期长期使用上述药物控制炎症对整体控制哮喘相当重要。

自发性气胸

自发性气胸是指由于肺或胸膜病变，脏层胸膜破裂，空气进入胸膜腔。正常情况下胸膜腔内为负压，只有少量液体润滑胸膜脏层和壁层。

第六章 人体和环境的"气体交换站"——呼吸系统

气体进入胸膜腔后引起胸膜腔内压力增加，肺膨胀受阻，肺被压向肺门，甚至使气管、心脏等发生移位，被推向对侧胸腔。同时，肺被压缩，换气功能受限。

患者可出现一系列症状：（1）胸痛，气胸胸痛常突然发生，呈刺痛或者胀痛，咳嗽或呼吸加剧。（2）呼吸困难，与肺被压缩、换气受限，机体缺氧有关。呼吸困难程度与个人体质和肺压缩程度有关，年轻人肺压缩在20%以下，可能不出现呼吸困难，但伴有肺部慢性疾病的老年人，即便肺压缩仅10%也可出现明显的呼吸困难。大量气胸或者气体不断进入胸膜腔的张力性气胸（肺部破口周围组织形成活瓣，吸气时气体从肺部进入胸膜腔，而呼气时活瓣关闭，致使胸膜腔气体越来越多），患者呼吸困难明显，甚至可发生呼吸循环衰竭。（3）咳嗽，常由胸膜受刺激引起，主要为干咳，合并感染可咳脓痰。（4）休克，大量气胸或者张力性气胸没有及时救治，患者可出现紫绀、大汗淋漓、烦躁、意识不清、四肢厥冷、脉搏减弱、血压下降等休克表现，甚至可能死亡。

一旦怀疑气胸，应急诊胸部X线检查，可发现胸腔有区域肺纹理消失，肺压缩所致向心性密度增高、气管偏移等。确证后应立即进行相应处理，少量闭合性气胸，症状轻微可观察，待其自行吸收；大量气胸患者症状明显，紧急情况可简易抽气，反复抽气呼吸困难症状不能缓解时可采取闭式胸腔引流排气。

自发性气胸可发生在任何年龄，不过老年人尤其是有肺部疾病的多见，关注身边的老年人，尤其患有慢性肺部疾病（如肺气肿、肺大泡）者，在活动或咳嗽后突然发生胸痛，呼吸加剧，应考虑到自发性气胸的可能性，尽快去医院检查治疗。

第七章　高效的"食品加工厂"
——消化系统

人体在整个生命活动中，必须从外界获取营养物质作为生命活动能量的来源，满足人体发育、生长、生殖、组织修补等一系列生理活动的需要。消化系统是消化、吸收营养物质，并将食物残渣排出体外的场所。你也许小时候有这样的经历：吃橘子不小心把籽儿也吞下去了，大人会吓唬说头顶上会长出小树苗，一天天过去了，头顶上除了头发还是什么都没有。对人类来说，并不是吃什么，身体就会长什么，因为食物进入我们的身体后产生了一系列变化，转化成了我们自身需要的成分。消化系统就是食物进行转化的第一站。

消化系统由消化道和消化腺两部分组成。消化道是由口腔、咽、食管、胃、小肠（十二指肠、空肠、回肠）和大肠（盲肠、结肠、直肠）组成的一条很长的肌性管道。消化腺有小消化腺和大消化腺两种。小消化腺散布于消化管各部的管壁内，大消化腺有三对唾液腺（腮腺、下颌下腺、舌下腺）、肝和胰，它们均借导管，将消化液排入消化管内。

食物的消化和吸收

食物中含有生命机体所需的物质和能量，食物中的营养物质包括维生素、水、无机盐、蛋白质、脂肪和糖类等，除维生素、水和无机盐可以被直接吸收利用外，蛋白质、脂肪和糖类等物质均不能被机体直接吸

第七章 高效的"食品加工厂"——消化系统

收利用,需在消化管内被分解为结构简单的小分子物质,才能被吸收利用。食物在消化管内被分解成结构简单、可被吸收的小分子物质的过程就称为消化。这种小分子物质透过消化管黏膜上皮细胞进入血液和淋巴液的过程就是吸收。

在消化过程中包括机械性消化和化学性消化两种形式。

食物经过口腔的咀嚼,牙齿的磨碎,舌的搅拌、吞咽,胃肠肌肉的活动,将大块的食物变成碎小的,使消化液充分与食物混合,并推动食团或食糜下移,从口腔推移到肛门,这种消化过程叫机械性消化,或物理性消化。化学性消化是指消化腺分泌的消化液对食物进行化学分解而言。由消化腺所分泌的种消化液,将复杂的各种营养物质分解为肠壁可以吸收的简单的化合物,如糖类分解为单糖,蛋白质分解为氨基酸,脂类分解为甘油及脂肪酸。然后分解后的营养物质被小肠(主要是空肠)吸收进入体内,进入血液和淋巴液。这种消化过程叫化学性消化。

人体的吞咽、消化道的蠕动推动食物从口腔一步步往前行最终至肛门,在前行过程中,来自消化腺分泌的消化液与食物搅拌、混合,对食物进行一步步分解、转化,将食物消化成我们身体需要的小分子营养成分。在胃、小肠及大肠中,一些营养成分被吸收进入循环系统(血液及淋巴)。最后,未被吸收的食物残渣从肛门排出,形成大便。在此过程中,吸收是与消化同时进行的。

口　　腔

口腔是消化系统的起始部分。前方止于口裂,后方以咽峡与咽相延续，口腔内有牙、舌等器官。口腔的前壁为唇、侧壁为颊、顶为腭、口腔底为黏膜和肌等结构。口腔借上、下牙弓分为前外侧部的口腔前庭和后内侧部的固有口腔；当上、下牙弓咬合时，口腔前庭与固有口腔之间可借第三磨牙后方的间隙相通。

口唇，构成口腔的前壁，分为上、下唇。两唇之间的裂隙称口裂，俗称嘴，其两侧结合处称口角。上唇的外面正中线上有一纵行的浅沟称为人中，是人类特有的结构，对昏迷病人急救时常在此处进行针刺或指压刺激，促使病人苏醒。颊构成口腔的两侧壁，与上唇之间的浅沟为鼻唇沟。

口腔内的微生态

口腔通过嘴直接与外界相通，它不是一个无菌的地方。口腔内部温度恒定、湿度高，有许多狭窄的地方，是微生物生长的理想地方。因此这里有许多细菌、真菌，有时甚至有浮游动物生活，它们组成一个稳定的生态系统。这个生态系统的稳定性对口腔内健康非常重要。假如这个生态系统被破坏（如不注意口腔卫生或由于不正确使用抗菌药物），则往往会导致口腔疾病。有些口腔内的炎症（比如龋齿、牙周炎）不是由于外部的微生物进入而造成的，而是因为口腔内的平衡被打破，导致某一种细菌泛滥而造成的。目前已经确定的在口腔内生存的细菌有300多种。最早的细菌于出生时进入口腔。幼儿长牙后一般在其嘴里也可以找到产生酸和导致龋齿的链球菌。这种细菌不是口腔内的自然生物，而是由父母通过唾液传给孩子的。

1. 牙齿

牙齿又称"牙"，是人体中最坚硬的器官，是具有一定形态的高度钙化的组织。虽然看起来和骨骼类似，但牙齿不是骨头，因为它不生产

第七章 高效的"食品加工厂"——消化系统

红血球,没有连接颌骨的关节,而且比骨头能承受更多更大的磨损。假若牙齿是骨骼,那么它将会极快被磨平。人一生中先后长两次牙,首次长出的称"乳牙",从出生后6个月左右开始萌出,到3岁基本出齐,共二十颗。6岁左右,乳牙逐渐脱落,长出"恒牙",共32个。

(1) 牙齿的萌生

牙齿的萌生是个复杂的生理过程,它类似婴儿的出生,即在萌出前有一个"胚胎时期",当埋在颌骨里的乳牙或恒牙发育(相当于婴儿在子宫里的胚胎发育)基本完成后,就不断向着口腔方向移动,突破口腔黏膜而萌出。

每颗恒牙的萌出都有一定的时间和顺序,下颌牙的萌出常早于上颌牙,并且左右侧同名牙是成对萌出的。恒牙的萌出是从6岁时第一恒磨牙的萌出而开始,第一恒磨牙也称"六龄牙",是负担咀嚼压力最大的牙齿,在人一生中使用时间最长,它的位置影响到其他恒牙的正常萌出。除了第三横磨牙外,其余的28颗一般在12岁左右就全部萌出。第三磨牙萌出的时间较晚,在18~30岁萌出,有的终生不萌出或部分萌出(全部共4颗),因第三磨牙多在成年期萌出,俗称"智齿",它萌出时常发生各种类型的阻生,导致冠周炎。恒牙是人的最后一副牙齿,恒牙脱落后,脱落的部位将不再有牙齿萌生了。

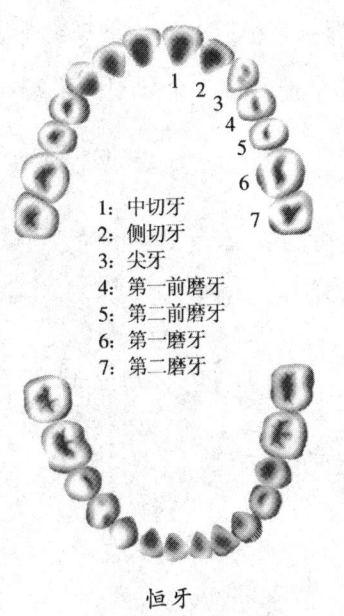

1: 中切牙
2: 侧切牙
3: 尖牙
4: 第一前磨牙
5: 第二前磨牙
6: 第一磨牙
7: 第二磨牙

恒牙

（2）牙齿的组成

从外部观察，整个牙齿是由牙冠、牙根及牙颈三部分组成。平时我们在口腔里能看到的部分就是牙冠，它是发挥咀嚼功能的主要部分，依据咀嚼功能不同，形态各异。牙根是固定在牙槽窝内，它是牙体的支持部分，其形态与数目也随功能的不同而有差异。牙齿可分为单根牙和多根牙，切牙和尖牙绝大部分是一个根。下颌前磨牙少数为两个根，多数为一个根。上颌前磨牙多数为两个根，少数为一个根。磨牙一般为2～3个根。每一个牙根的末端有一个小孔，叫根尖孔。牙冠与牙根交界处叫牙颈。

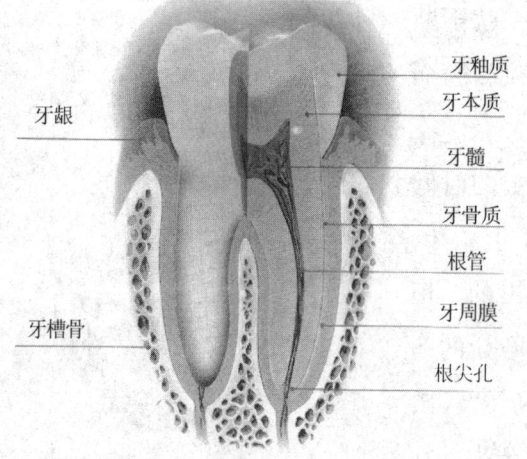

如果我们把牙齿纵型剖开来观察，可见牙齿是由牙釉质（俗称珐琅质）、牙本质和牙骨质三层硬组织，及最里层的一种牙髓软组织构成。

牙齿结构图

- **牙釉质** 它是牙冠外层的白色半透明的钙化程度最高的坚硬组织，其硬度仅次于金刚石。硬化完全的牙釉质仅含4%的有机物，而无机物则可高达96%，一般说来，它是没有感觉的活组织，其新陈代谢过程缓慢。

- **牙本质** 它是构成牙齿的主体，位于牙釉质和牙骨质的内层，也是牙髓腔及根管的侧壁，颜色淡黄，大约含有30%的有机物和水，70%的无机物，硬度低于牙釉质。若用显微镜观察，可见到牙本质内有

第七章 高效的"食品加工厂"——消化系统

许多排列规则的细管，称为牙本质小管，管内有神经纤维，当牙本质暴露后，能感受外界冷、热、酸、甜等刺激，而引起疼痛。

● **牙骨质** 它包绕牙根的外层，较薄，颜色较黄，大约有45%～50%的无机物，硬度类似于骨组织，具有不断新生的特点。

● **牙髓** 它位于髓腔及根管内，主要由结缔组织、血管和神经构成，后两者通过根尖孔与身体的血液循环系统和神经系统相连接。牙髓组织的功能是形成牙本质，具有营养、感觉、防御的能力。牙髓神经对外界的刺激特别敏感，可产生让人难以忍受的剧烈的疼痛。

（3）牙齿的排列及功能

二十只乳齿，上下两排平均分配。每半排牙齿从中间向两侧依次为：乳中切牙、乳侧切牙、乳尖牙、第一乳磨牙、第二乳磨牙。三十二颗恒牙，从中间向两侧依次为：正切牙、侧切牙、尖牙、第一前磨牙、第二前磨牙、第一磨牙、第二磨牙、第三磨牙。

切牙的功能是切断食物，双尖牙用以捣碎或撕裂食物，磨牙则能磨碎食物。牙齿不仅能咀嚼食物、帮助发音，而且对面部的优美有很大影响。牙齿和牙槽骨的支持，牙弓形态和咬合关系的正常，使人的面部和唇颊部显得丰满。当人们讲话和微笑时，整齐而洁白的牙齿，更能显现人的健康和美丽。如果牙弓发育不正常，牙齿排列紊乱，参差不齐，面容就会显得不协调。如果牙齿缺失太多，唇颊部失去支持而凹陷，就会使人的面容显得苍老、消瘦。为此，人们常把牙齿作为衡量美的重要标志之一。

（4）龋齿

龋齿是牙齿硬组织逐渐被破坏的一种疾病。发病开始在牙冠，如不及时治疗，病变继续发展，形成龋洞，终至牙冠完全破坏消失。未经治疗的龋洞是不会自行愈合的,其发展的最终结果是牙齿丧失。龋齿是细菌性疾病,因此它可以继发牙髓炎和根尖周炎,甚至能引起牙槽骨和颌骨炎症。龋齿的继发感染可以形成病灶,引发或加重关节炎、心骨膜炎、慢性肾病和多种眼病等全身其他疾病。养成早晚刷牙,吃完东西后漱口的习惯,尽量避免食物残渣在牙齿周围滞留,可以预防龋齿的发生。

2. 舌

三寸不烂之舌、巧舌如簧……成语里,舌头成了语言能力的代名词。然而,舌头的功能不限于语言功能,其主要功能为味觉,以及吸吮、舔食、搅拌食物和帮助吞咽等辅助进食作用。在中医里,舌还可以辅助诊断病情。

舌是由平滑肌组成,分舌根、舌体和舌尖3部分,舌根、舌体与口腔底相连,仅舌尖游离。

(1) 味觉的感知来源

舌的背面有许多细小的突起称乳头,有四种形态:丝状乳头、菌状乳头、轮廓乳头和叶状乳头。

丝状乳头数量最多,呈白色丝绒状,具有一般感觉的功能(如痛觉、温度觉等)。菌状乳头数量较少,为红色钝圆形的小突起,散布于丝状乳头之间。轮廓乳头最大,有7~11个,排列在界沟的前方,乳头中央隆起,周围有环状沟,沟壁内含有味蕾。味蕾呈卵圆形花苞状,由支持细胞和味蕾细胞组成,有味孔伸向舌表面,可感受口腔内食物的味道。

不同部位的味蕾可分别感知甜、酸、苦、咸4种味道。基本味觉只有酸、甜、苦、咸四种,其余都是混合味觉,是基本味觉的不同组合,

第七章 高效的"食品加工厂"——消化系统

如辣觉是热觉、痛觉和基本味觉的混合。舌尖对甜敏感，舌尖两侧对咸敏感，舌体两侧对酸敏感，舌根对苦的感受性最强。味蕾对各种味的敏感程度也不同。人分辨苦味的本领最高，其次为酸味，再次为咸味，而甜味则是最差的。味蕾中有许多受体，这些受体对不同的味具有特异性，比如苦味受体只接受苦味配体。当受体与相应的配体结合后，便产生了兴奋性冲动，此冲动通过神经传入中枢神经，于是人便会感受到不同性质的味道。

（2）舌苔

舌乳头上皮细胞经常轻度角化脱落，与唾液和食物碎屑等混合而形成一层白色薄苔，即为舌苔。正常的舌苔为薄白一层，白苔嫩而不厚，干湿适中，不滑不燥。正常舌质为色泽淡红，含蓄荣润，胖瘦老嫩适中，运动灵活自如。人的舌苔、舌质可因身体情况不同而有不同变化，它们也就成为中医了解健康状况的重要线索。

做好洁牙工作

人们进餐后会在牙缝中遗留食物残渣，并在牙齿表面留下痕迹，刷牙可以清除部分食物残渣，但牙齿表面的痕迹是不能完全清除的。有的人不太关注口腔卫生，经常吸烟，喝咖啡、浓茶等使得牙石、色素等牙垢滋生繁衍。继而引起牙龈发炎、牙龈出血和口腔异味，甚至导致牙齿松动、移位或者脱落。牙石是主要聚积在大牙和牙齿内侧牙面上已钙化的或正在钙化的菌斑以及其他沉积物，就像暖水瓶里的水垢一样，坚硬而难以用常规刷牙方式去除。洁牙，是以去除牙齿表面的细菌、牙石、色素等牙垢为目的的牙齿护理措施。可以预防牙龈炎、牙龈出血等的发生，已经有牙周问题的人洁牙可以减轻牙龈炎、牙龈出血等症状。

定期专业洁牙有助于口腔的健康，也会带给人以美丽的形象。在国外，洁牙已经成为发达国家普及的常规口腔保健，一般人每3个月洁牙一次，国内一些年轻人也逐渐接受定期洁牙。洁牙是一种技术性、专业性很强的工作，需要经过严格培训的专业人员才能胜任。找洁牙医生时要特别注意，通常手动机械洁牙要3~4个小时，而常用的超声波洁牙机洁牙则需要1个多小时。洁牙要彻底，只去除明显牙石的洁牙仍然残留有病灶；随意捣弄一下去除牙石的不规范洁牙容易伤害牙齿的表面。另外，为防止疾病通过口腔操作器械在人群中交叉传染，一定要严格消毒，口腔器械专人专用。人们洁牙最好找达到卫生标准的专业权威机构进行。

咽

咽是食物进入食管和空气入肺的共同通路。咽介于口腔和食管之间，既属于消化系统又属于呼吸系统。

上达颅底，下至第6颈椎高度处移行为食管。根据前方的邻接，咽自上而下可分为鼻咽、口咽和喉咽三部。

咽的功能有：(1)呼吸功能，温暖、湿润及清洁空气。(2)吞咽功能。(3)共鸣作用。(4)防御作用，咽部有许多淋巴组织，能防御入侵的细菌，对人体有保护作用。(5)调节中耳气压作用，咽部与通过咽鼓管与中耳是相通的，咽部不断进行吞咽动作，咽鼓管获得开放，是保护正常听力的重要因素之一。

咽为消化道和呼吸道的共同通道，但是我们吃的食物经过咽不会进

第七章　高效的"食品加工厂"——消化系统

入呼吸道至肺上,而是乖乖地进入我们的食管至胃,其中,会厌的存在功不可没。会厌为舌根后方帽舌状的结构,由软骨作基础,被以黏膜,会厌下面即是喉,通往气管。没有吞咽食物的时候,会厌离喉有一段距离,允许空气通过。在消化过程中,食物经过咀嚼,形成球状,吞咽时食物从会厌上方压过,这使得会厌盖住喉,阻止了食物进入肺部。如果吃饭的时候说笑,那么会厌可能被气管来的气流冲开,很容易把食物噎到气管里面,造成不必要的麻烦。

食　管

食管是一条由肌肉组成的通道,连接咽喉到胃。其主要功能只是将食物从咽喉传递到胃中。当食物进入咽喉时会触动吞咽的反射动作,自此之后消化的过程就脱离了自我意识可以控制的范围。在食道的最尾端与胃相接的地方有一个括约肌确保胃酸不会逆流至食道中。食物在食管内移动的速度,以流体最快,糊状食物较慢,固体最慢。水在食管中只需1秒钟便到达食管下端。人在卧位情况下,食团也能因蠕动入胃,但移动较慢。

小　肠

小肠位于腹中,上端接幽门与胃相通,下端通过阑门与大肠相连。是食物消化吸收的主要场所,盘曲于腹腔内,上连胃幽门,下接盲肠,全长约3～5米,张开有半个篮球大,分为十二指肠、空肠和回肠三部分。

十二指肠位于腹腔的后上部，全长25厘米。它的上部（又称球部）连接胃幽门，是溃疡的好发部位。肝脏分泌的胆汁和胰腺分泌的胰液，通过胆总管和胰腺管在十二指肠上的开口，排泄到十二指肠内以消化食物。十二指肠呈"c"形，从右侧包绕胰头，可分为上部、降部、水平部和升部等四部分。空肠连接十二指肠，占小肠全长的2/5，位于腹腔的左上部。回肠位于右下腹，占小肠全长的3/5。空肠和回肠之间没有明显的分界线。

小肠绒毛增大了小肠内壁的表面积，如果把所有的绒毛展开抻平，其面积可以覆盖半个网球场，巨大的表面积使营养物质能够在1~2小时内得以迅速吸收。

小肠运动形式主要有：紧张性收缩，它是其他运动形式有效进行的基础，使小肠保持一定的形状和位置，并使肠腔内保持一定压力，有利于消化和吸收；分节运动，其作用是使食糜与消化液充分混合，增加食糜与肠黏膜的接触，促进肠壁血液淋巴回流，这都有助于消化和吸收；蠕动，其作用是将食糜向远端推送一段，以便开始新的分节运动。

大　　肠

大肠长约1.5米，在空、回肠的周围形成一个方框。根据大肠的位置的特点，分为盲肠、结肠和直肠三部分。主要起吸收水分和暂时贮存粪便的功能。其主要的运动形式：混合运动——袋状往返运动；推进运动——蠕动和集团运动。

1. 盲肠　为大肠起始的膨大盲端，回、盲肠的连通口称为回盲口。口处的黏膜折成上、下两个半月形的皱襞，称为回盲瓣，此瓣具有括约

第七章 高效的"食品加工厂"——消化系统

肌的作用，可防止大肠内容物逆流入小肠。在回盲瓣的下方约2厘米处，有阑尾的开口。

2. 阑尾 形如蚯蚓，又称蚓突。上端连通盲肠的后内壁，下端游离，一般长约7~9厘米。阑尾全长都附有阑尾系膜，其活动性较大。阑尾根部在体表的投影位置，通常以脐和右髂前上棘连线的外、中1/3交界处作标志，临床上称麦氏点，急性阑尾炎时该处可有压痛。

3. 排便 排便是一种反射活动。粪便入直肠时，刺激直肠壁内的感受器，冲动沿盆神经和腹下神经中的传入纤维传至脊髓腰骶部的初级排便中枢。同时传入冲动还上传至大脑皮层，引起便意。如条件许可，冲动通过盆神经的传出纤维（副交感纤维）传出，引起降结肠、乙状结肠和直肠收缩、肛门内括约肌舒张，与此同时，阴部神经的传出冲动减少，肛门外括约肌舒张，粪便则排出体外。此外，支配腹肌和膈肌的神经兴奋，腹肌和膈肌收缩，腹内压增加，促进排便。如条件不许可，大脑皮层发出冲动，下行抑制脊髓腰骶部初级中枢的活动，抑制冲动沿腹下神经传出纤维（交感纤维）传出，使肛门括约肌紧张性增加，乙状结肠舒张，排便反射则被抑制。

如何治疗便秘

便秘是指大便次数减少（每2~3天或更长时间一次），间隔时间延长，大便干结不易排出。长期便秘可造成粪便在肠道中不断脱水、干结，排出困难造成肛裂、痔疮，干结的大便停留在肠道造成压迫，在细菌等微生物作用下不断产生毒素、毒气，造成腹胀、腹痛、食欲减退等消化不良症状，毒素在体内不断蓄积可致面色晦暗，皮肤粗糙，出现痤疮、皱纹等，也可致内分泌紊乱而出现脾气暴躁等，甚至可能加重中老年人的高血压、冠心病等心脑血管疾病。

便秘分为急性和慢性便秘。急性便秘常常是由急性肠梗阻、肠麻痹、肛周疼痛性疾病、急性腹膜炎等局部病变和脑血管意外、急性心肌梗塞等全身性疾病造成的。慢性便秘不适的症状常不明显，原因复杂，偏食、不吃蔬菜、饮食过于精细、上厕所不方便、自小没有养成按时排便的习惯等常常造成习惯性便秘，这些情况体格检查和相关器械检查不会发现器质性的改变。

另外，结直肠肿瘤或腹盆腔肿瘤的压迫也可致便秘，巨结肠也是发生便秘的常见疾病之一，之所以称为巨结肠是因为这种人的结肠显著扩张（在腹部平片上明显）。巨结肠可分为先天性和后天继发性，常造成严重的或顽固性便秘，先天性巨结肠是肠道先天发育异常造成的，部分结肠节段神经支配缺如，扩张障碍，粪便通过此处受阻，而致此节段以前部分的结肠充气扩张。婴幼儿时期就可以发病，部分轻症患者可以在青春期后才发病。综上所说，一旦有便秘，尤其长期发生的或者比较严重的，应到医院行相关检查寻找有无继发便秘的原因，进行相应的治疗。对于青少年应养成不挑食、定时排便的习惯，平时多吃新鲜蔬菜、水果和粗粮。

应对急性肠炎

"拉肚子"（腹泻）是大部分人都有过的经历，而急性肠炎是"拉肚子"最常见的原因。急性肠炎主要表现为腹泻、腹痛、腹胀，可伴有不同程度的恶心、呕吐，部分病人可有畏寒、发热，严重者可因呕吐、腹

第七章 高效的"食品加工厂"——消化系统

泻丢失过多水分而致血容量不足，发生休克。任何年龄的人群均可发病，以卫生条件差的地方多见，不过本病经过积极治疗通常都可以痊愈。

急性肠炎常常与下列因素有关：

1. 暴饮暴食，进食过多的高脂高蛋白食物或者辣椒等刺激性食物，饮酒、饮冰凉饮料过多。

2. 进食腐败、污染的食物引起食物中毒，或者误食了化学药品。

3. 食物过敏，有些人对海鲜、某些特殊的蛋白等过敏。

4. 肠道感染，包括病毒、细菌（如沙门氏菌、金黄色葡萄球菌、霍乱、肠念球菌）和肠道寄生虫等。

治疗上比较简单，主要包括：

1. 一般治疗：消除病因（如停止进食刺激性或变质食物），卧床休息，重者暂禁食，轻者则给以容易消化的清淡食物。

2. 抗感染治疗：若考虑为细菌感染，一般选用氟哌酸、黄连素等口服药物，若为病毒感染，通常对症支持最为重要。

3. 对症治疗：可选用解热镇痛药予退热，解痉剂予减轻腹痛。

4. 补充液体：一般轻中度脱水可多饮水或口服补液盐，重度脱水者则需静脉补液。

急性阑尾炎的治疗

急性阑尾炎好发于青壮年，为最常见的外科急腹症，早期正确的诊断，进行及时治疗则恢复情况良好，如果处理不及时，病情发展，可能出现阑尾化脓穿孔，波及腹腔，甚至出现败血症、感染性休克等严重情况。导致急性阑尾炎的致病菌在没有发病时就存在于阑尾，当全身抵抗力下降、各种原因导致阑尾梗阻（如粪块、寄生虫等）或者阑尾受粪石等物压迫致血运障碍时就会导致致病菌大量繁殖，引起急性阑尾炎。

急性阑尾炎的主要表现是腹痛。起病初常常为阵发性脐周或上腹部隐痛，容易被误诊为胃炎，之后腹痛逐渐加重，数小时后疼痛转移到右下腹，呈持续性。也有部分病人一开始就表现为右下腹疼痛。如果腹痛突然减轻，不一定是病情缓解，还应警惕阑尾穿孔的可能。急性阑尾炎还可伴发一般的胃肠反应如恶心、呕吐、腹泻（青年人多见）或便秘（老年人多见）等。急性阑尾炎的病人还会出现发热等全身症状，单纯性阑尾炎，常常体温仅轻度升高；明显发热、全身中毒症状重，多提示阑尾化脓、坏死；发生寒战、高热、黄疸，还应考虑化脓性门静脉炎。

急性阑尾炎的治疗包括一般性保守治疗和手术治疗。一般主张确诊后及早手术。手术治疗的目的是切除炎症的阑尾。通常切除阑尾对于全身并不会产生不良影响，阑尾切除术是外科中最常见的手术之一，目前手术方法比较安全，绝大多数手术效果是良好的。但如果发现晚，出现阑尾坏死、穿孔有时手术也会很麻烦。保守治疗常用于术前准备或者心血管病严重的单纯性阑尾炎、阑尾炎性肿块尚未成脓时。保守治疗包括半坐卧位或平卧位、暂禁食、静脉输液、抗生素抗感染等，治疗期间应注意严密监测，若病情加重，应及时中转手术。若病情稳定，保守治疗将持续到患者症状消失，血常规恢复正常。

肝　脏

肝脏位于人体的上腹部，在右侧横膈膜之下，右边肾脏的前上方，胃的上方。肝脏下方有胆囊贴附。肝脏既是人体消化系统中最大的消化

第七章 高效的"食品加工厂"——消化系统

腺，又是新陈代谢的重要器官。肝脏是产生胆汁的场所。胆汁经过胆囊、胆管进入肠道将脂肪乳化成乳糜微粒，促进脂肪的进一步消化。另外，体内的物质，在肝脏内进行重要的化学变化。有的物质经受化学结构的改造，有的物质在肝脏内被加工，有的物质经转变而排泄体外，有的物质如蛋白质、胆固醇等在肝脏内合成。可以说肝脏是人体内一座重要而高效的化学加工厂。

肝脏有双重血液供应，这是与腹腔内其他器官不同的。肝动脉里是来自心脏的动脉血，主要供给氧气；门静脉收集胃肠道及脾脏的静脉血至肝脏，一方面可以供给肝脏营养，另一方面可以通过肝脏将其解毒。寄生在肠道内的细胞如腐败分解时，可释放出氨气。肝脏将氨转变为尿素排泄，便避免了中毒。如果饮酒，酒精到体内产生乙醛，可与体内物质结合，产生毒性反应，产生醉酒的症状；但肝脏又可将乙醛氧化为醋酸而祛除。如果酗酒过度，超出肝脏的解毒能力，便会酒精中毒，严重的危及生命。当然，肝脏不是对所有物质的加工都是有益的，有时候，肝脏也能将一些原本毒性很小的物质加工成剧毒物质。

肝脏的再生功能是相当巨大的，在健康的青壮年，切除3/4的肝脏，剩余的肝脏通常可以在半年左右再生成一个全肝。这也就是现在肝移植的依据所在。

预防乙肝

乙肝是乙型肝炎的简称，乙型肝炎是由乙肝病毒引起的、以肝脏炎性病变为主并可引起多器官损害的一种世界性传染病。目前乙肝携带者达3.5亿，其中约75%居住在亚洲。乙肝是我国当前流行最为广泛、危害性最严重的一种传染病。乙肝主要侵犯儿童及青壮年，经过数十年的发展，部分乙肝患者可逐渐转化为肝硬化或肝癌。乙肝和肝硬化、肝癌有着密切的联系。

乙肝的特点是起病隐匿，通常进展缓慢。慢性乙肝早期，患者可以完全没有不适的症状，随着病情进展，肝细胞逐渐肿胀、坏死，肝功能受到损害，肝脏分泌和产生胆汁的功能减弱，不能正常地消化脂肪，患者出现厌食油腻，并伴随恶心、呕吐及食欲不振等。肝细胞肿胀，使肝内的胆管受压，排泄胆汁受阻，使血中的胆红素升高，引起皮肤、黏膜和眼球巩膜等部分发黄（即黄疸），过多的胆红素通过肾脏排泄，就会出现小便发黄，颜色可以深如浓茶，由于胆汁从大便排出减少，部分病人的大便颜色变浅，甚至变成灰白色，医生称之为"陶土便"。患有肝炎时机体免疫功能有所下降，容易发生各种感染性疾病。

乙肝的主要传播途径是通过血液和血制品传播，包括母婴、皮肤和黏膜破损等传播。因此，感染乙肝的高危人群包括母亲是乙肝患者的婴儿、乙肝患者的性伴侣、吸毒者（反复共享注射针头）、有可能接触感染针头及血液的医务工作者、经常输血或透析的人群。其他大部分成人可凭借自身免疫力清除和消灭侵入体内的乙肝病毒，将病毒拒之体外，但是如果侵入的病毒量大，毒性强，身体抵抗力低下时仍然有很大的感染危险性。乙肝病毒感染的危险性与年龄成反比，新生儿和婴儿最易感染，而成人感染的相对概率较小。对于预防，可以使用疫苗，简单、方便而且有效。没有感染的正常人一般只要打3针乙肝疫苗，几乎都可获得免疫力来预防乙肝。

乙肝的治疗不能盲目，切忌随意听信一些包治愈、包转阴的广告，

第七章　高效的"食品加工厂"——消化系统

到目前为止，仍然没有能够彻底杀灭乙肝病毒的药物问世，而正规的抗病毒治疗是唯一可以有效抑制病毒复制的治疗方法。一些乙肝携带者，表面抗原阳性，但病毒复制低，没有临床症状，肝功能正常，病毒与机体相安无事，是没有必要抗病毒治疗的，但应注意养成良好的生活习惯，戒烟戒酒，忌食高糖高脂食物，不乱服药，适当运动，不过度劳累，并做到每3～6个月监测肝功能、B超、乙肝病毒标志物等指标，病情变化，应及时进行抗病毒治疗。

胰　腺

胰腺横卧于腹后壁，为一长条状腺体。它长约14～18厘米，重65～75克。胰腺下缘在腹前壁表面投影相当于脐上5厘米，上缘相当于脐上10厘米。胰腺分头、颈、体、尾4部分，这几部分之间并无明显界限。其右侧端为胰头部分，被十二指肠所环抱，后面与胆总管、门静脉和下腔静脉相邻。

胰腺隐藏在腹膜后，知名度远不如其近邻胃、十二指肠、肝、胆，但胰腺的作用非同小可，其兼有内分泌和外分泌功能。

外分泌功能——胰腺分泌的胰液首先进入贯穿胰腺的胰管，胰管和胆总管共同开口于十二指肠。胰液含有的消化酶（胰蛋白酶、胰脂肪酶、胰淀粉酶）在食物消化过程中起着"主角"的作用。

内分泌功能——有一部分特殊的细胞团呈岛状分布在胰腺组织中，我们称其为胰岛，含有多种功能的内分泌细胞，可分泌高糖素、胰岛素、胃泌素、胃动素等等。其中重要的是胰岛素和高糖素，在调节糖代谢方面起重要作用。我们吃东西后，食物中含有的淀粉最后被消化为葡萄糖，被大量吸收入血，进食刺激胰岛素的分泌可以促进肝脏和骨骼肌将葡萄糖转化为糖原，促进葡萄糖进入肌肉和脂肪组织细胞内，抑制其他途葡萄糖的生成。从而使血液中的葡萄糖水平不至于太高，维持在一定的水平。胰高糖素的作用和胰岛素相反，当血液中的葡萄糖降低时，胰高糖素的分泌又可使血糖上调，从而保证各器官能量的供应。

消化系统的保健

消化系统是人机体获得能量的唯一途径，保护好消化系统，使其一直正常运行非常重要，它的障碍会导致营养不良，机体功能障碍等等。从青少年开始，就应注意保护消化系统：

1. 食物要尽量保证卫生，不吃变质、不干净的食品，防止食物中毒。病从口入，不干净的食物容易将病菌带入消化系统，食物中的毒素可以损伤消化道黏膜，引起腹泻、腹痛等症状。

2. 进餐应定时定量。避免饥一顿饱一顿，不利于消化系统功能的发挥，也不要暴饮暴食，这会增加消化系统的负担，造成消化不良，出现腹胀、腹痛等不适，需要数天少吃才能恢复正常消化功能，严重者还可引起胰腺炎，重症胰腺炎是可以危及生命的。

3. 进餐要细嚼慢咽，避免进餐时打闹。牙齿的咀嚼让食物变小，更利于消化液和食物的充分混合，也可减轻胃的负担。进餐时的打闹容易使食物呛入气管，引起呼吸困难，甚至有窒息的危险，尤其是幼儿、青少年，应养成良好的就餐习惯。

4. 饭后不宜进行剧烈的运动。一方面，饱食后运动可因重力的作

第七章　高效的"食品加工厂"——消化系统

用使胃下垂牵拉腹部引起不适；另一方面，运动可使血液向运动系统分布，而相对减少消化系统的血液分配，不利于食物的消化和吸收。

5. 尽量少吃刺激性食物。大部分四川人喜欢吃辣椒，经常吃火锅，对胃肠刺激过大，造成胃肠功能失调，很多人吃完火锅后会有腹泻、腹部不适。对每个人来说，刺激性食物是不同的，应尽量减少进食。

6. 多吃新鲜蔬菜、水果。蔬菜和水果富含人体所需的各种维生素，新鲜蔬菜含有的纤维素能促进肠蠕动，有助于食物的消化和吸收。

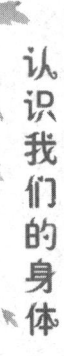

第八章 能利旧、净化的"下水管道"——泌尿系统

人体每天产生的代谢产物和衰老细胞破坏形成的产物需要排出体外，排泄的途径有以下几种：第一种是由呼吸器官排出，主要是二氧化碳和一定量的水，水以水蒸气形式随呼出气排出。第二种是由皮肤排泄，主要是以汗的形式由汗腺分泌排出体外，其中除水外，还含有氯化钠和尿素等。第三种是以尿液形式排泄大量水，多余的无机盐、尿酸、尿素、被破坏的激素、身体里的一些毒素、还有药物等等。第四种是通过消化系统以粪便形式排出废物，如多余无机盐，像钙、铁、镁，同时还排泄一些水，食物的残渣，另外还有胆色素。

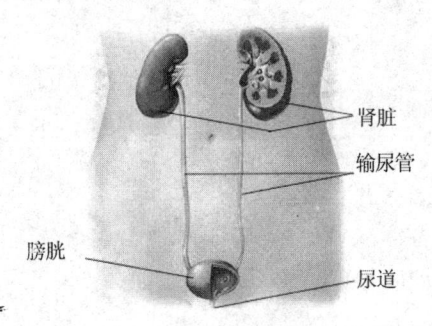

泌尿系统

泌尿系统是由双侧肾脏、输尿管、膀胱、尿道组成的。该系统主要负责的是尿液的产生、运送、储存与排泄，即所谓的"下水管道"。其中肾脏是产生尿的器官，其余为储尿和排尿器官。肾脏不断生成尿液，经输尿管运送到膀胱，在膀胱内暂时储存，达到一定容量后，就从尿道排出体外。该系统将人体代谢过程中产生的毒物和废物通过尿的形式排出体外以维持机体内环境的相对稳定。肾脏在尿的产生过程中，通过尿液的排出同时排泄体内的代谢产物以及进入机体的异物和过剩物质，同时可以随机体的不同状况改变尿的质和

第八章 能利旧、净化的"下水管道"——泌尿系统

量来调节水、电解质的平衡和酸碱平衡,从而维持内环境的相对稳定。输尿管、膀胱和尿道功能的正常发挥对保证整个泌尿系统畅通至关重要。

下面我们将分别介绍泌尿系统的各个器官及其功能。

肾 脏

肾脏是人和高等动物的主要排泄器官,也叫"腰子",呈蚕豆形,红褐色,约长10~12厘米、宽5~6厘米、厚3~4厘米、重120~150克,左右各一,在腰椎骨的两边,紧贴腹后壁。左肾上端平第11胸椎下缘,下端平2腰椎下缘,右肾由于肝脏的原因比左肾低半个椎体。肾的内缘中央有一凹陷,称为肾门。肾血管、淋巴管、神经和输尿管均由此进出,这部分结构总称肾蒂。肾的基本组成和功能单位称为肾单位,每个肾脏是由120万个肾单位组成的,一共有240万个肾单位。肾单位由肾小体和肾小管组成,肾小体又包括肾小球,肾小囊。

肾脏的基本生理功能是生成尿液,它们对体内的血液不断地进行着清洁过滤,将体内一切可溶于血的代谢废物以及进入体内的药物和异物等排入尿中,从而起到了清洁血液的作用;另一方面又调控体液的容量及其成分的排出,保留体液中各种对机体有用的营养物质和重要的电解质,如钠、钾、碳酸氢盐以及氯离子等,排出过多的水和电解质,尤其是氢离子。由于从肾脏排出的物质种类最多,数量很大,而且可随着机体的不同情况而改变尿量和尿中物质的排出量,在调节机体的水和渗透压平衡、电解质和酸碱平衡中起着重要的作用。因此,肾脏已

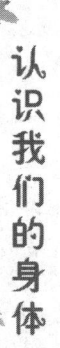

不再被认为是单纯的排泄器官,而是机体内环境调节系统甚为重要的组成部分。

此外,肾脏还能产生多种具有生物活性的物质,即兼有一些内分泌功能,例如产生促红细胞生成素、肾素、前列腺素和高活性的维生素D3等,能起到调节血压、促进红细胞生成和调节钙磷代谢等作用。当肾脏功能受到损害时,不仅体内的毒素无法得到有效的清除,我们身体的整个内分泌调节也会受到很大的影响,所以肾脏是维持人体生命和正常功能所必需的重要器官。

尿的形成过程:肾小球实际上是一团毛细血管网,与肾小球毛细血管内皮细胞靠在一起的是一层基底膜和上皮细胞,它们一起构成一道滤过膜。当血液流经肾小球时,滤过膜将血液中的血细胞和大分子的蛋白质等挡住,将血液中的尿酸、尿素、水、无机盐和葡萄糖等小分子物质过滤到肾小囊中,形成原尿。原尿流经肾小管时,其中对人体有用的全部葡萄糖、大部分水和部分无机盐,被肾小管重新吸收,通过肾小管周围的毛细血管回到血液里。原尿经过肾小管的重吸收作用,剩下的水和无机盐、尿素和尿酸等就形成了尿液。据测定,正常成人的两肾肾小球每分钟可过滤出125毫升原尿,每天总量达180升,但实际上我们每天的尿量只有2升左右,这正是因为大部分过滤出来的原尿通过肾小管的重吸收再次回到了血液里面。

肾脏既然如此重要,我们平时如何注意观察自己肾脏的健康状况呢?下面我们就列几个简单的方法:

1. 尿液颜色 很多人都有尿色变黄的经历,其实尿液的颜色和尿量关系密切,通常尿液呈淡黄色。天冷时尿色可以变淡,天热时可以变浓,这与出汗和饮水的多少有关。出汗多、饮水少尿量就会减少,

第八章 能利旧、净化的"下水管道"——泌尿系统

尿液变浓，尿里面的代谢废物浓缩，尿色就会加深，这属于正常现象，只要加强饮水，尿色就会变淡。如果发现尿液颜色较深时不需要惊慌，这有可能只是我们吃的食物或者肉类里所含的磷酸盐成分所造成的。

另外某些药物、食物或维生素也会导致尿色的变化：例如胡萝卜素、维生素 B_2 等药物可使尿色呈深黄或橙黄色；饮用含黄色色素的饮料则容易导致尿液发黄。一般情况下，停止食用相关食物后尿液颜色会恢复正常。正常的尿液是人体"排毒"的重要渠道，一时的尿色改变并不一定是身体出现问题的反应，但如果尿液持续呈现黄褐色、黄绿色、棕绿色或红色（女性排除月经期）而且没有找到明确原因，也许正是身体在向你亮起"黄牌"，这时就要及时请医生帮助找出原因了。

2. 泡沫尿 尿里面有泡沫对蛋白尿存在与否有一定的提示作用。在大多数情况下，小便时有泡沫是很正常的。一般小便含有的有机和无机物质，使尿液张力较高而出现一些泡沫，而且泡沫的产生还和当天的饮水量、出汗量等都有关系。一般饮水量少，出汗较多时尿中就有可能产生泡沫。尿里面有没有泡沫还和排便距离有关系，例如男性排便时常常会产生泡沫。正常情况下，小便中的泡沫较大而且很快就会消失，而蛋白尿中的泡沫往往较小，不易消失，如果发现自己的小便里有泡沫，身体还有其他的症状（如水肿、口渴、多饮、多食），最好到医院检查，以确定是否有蛋白尿，以免耽误病情。

3. 尿量变化 正常人一天的尿量在 500～2500 毫升之间，如果尿量与自己平时的尿量有很大的差异，对我们也是一个提示，我们的泌尿系统可能出现了问题，这时要及时就医。

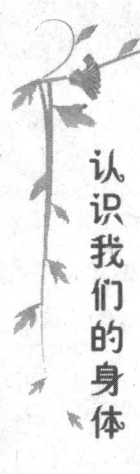

急性肾小球肾炎

常常称为急性肾炎。急性肾炎的发病机制有很多种，但临床上表现相似，都是急性起病，以血尿、水肿、血压升高和尿量减少为特点的肾小球疾病，伴或不伴有蛋白尿。临床上称为"急性肾炎综合征"。临床上常见的急性肾炎大多数属急性链球菌感染后肾小球肾炎。多见于儿童，男性较多。

急性肾炎的治疗：

1. 注意休息。患者应卧床休息2~3周，直至肉眼血尿消失、血压恢复正常、水肿减退后，可逐步增加室内活动量。3个月内都应该避免剧烈的体力活动。可于停止卧床后逐渐增加活动量，2个月后如无临床症状，尿液检查基本正常后可开始适量运动，逐步到正常活动。

2. 饮食方面，在急性期应限制水、盐、蛋白质的摄入。对有水肿、血压高者用无盐或低盐饮食。水肿重且尿少者应限制水的摄入。对有肾功异常者应适当限制蛋白摄入，可选择给予优质蛋白，以糖类提供热量。

3. 预防及治疗感染。对于有感染诱因的患者，平时增强机体抵抗力，注意避免感冒，一旦出现咽喉或其他地方的不适感，及时就医治疗，避免引发肾脏损害。

4. 对症支持治疗。如降压、利尿、消肿等。

慢性肾小球肾炎

常常被称为慢性肾炎。它是病因多样、病理形态不同而临床表现相

第八章 能利旧、净化的"下水管道"——泌尿系统

似的一组肾小球疾病,蛋白尿、水肿、高血压等是其共同表现。

慢性肾炎是一组多病因的慢性肾小球病变为主的肾小球疾病,多数患者病因不明,目前较多学者认为慢性肾小球肾炎与急性肾炎之间无肯定的关联。慢性肾炎患者大多数隐匿起病,病程较长,病情缓慢进展。病理类型不同,临床表现可不一样,水肿常为首发症状,程度轻者仅面部及下肢轻微水肿,重者可出现肾病综合征改变,有的患者则以高血压为首发症状,有的患者可以没有明显的症状,体检时发现尿常规或肾功能异常,或直至出现严重贫血或尿毒症时才被发现。

慢性肾炎的治疗:

1. 一般治疗。患者无明显症状时,可以从事轻微的劳动,平时注意防止感染,避免劳累,不要服用肾毒性药物。有明显高血压、水肿者或短期内有肾功能减退者,应卧床休息,并限制食盐的摄入量至2~3克。对尿中丢失蛋白质较多,肾功能尚可者,宜补充优质蛋白如:鸡蛋、牛奶、鱼类和瘦肉等,已有肾功能减退者,应适量限制蛋白质摄入,必要时服用适量必需氨基酸。

2. 激素、免疫抑制剂。根据原发病的情况而定,不是必须使用的。

3. 对症支持治疗。对于已有肾功损害的患者,应予降压,减少蛋白尿,减轻水肿、保肾等治疗,延缓病情恶化。

尿毒症

尿毒症这个名词大家一定都比较熟悉,它不仅对患者本人造成了极大的痛苦,也对患者的家庭和社会造成了很大的负担。

尿毒症实际上是指各种原因或疾病造成肾脏功能遭到严重破坏后,

人体不能通过肾脏产生尿液，将体内代谢产生的废物和过多的水分排出体外，机体失去净化自身的能力，废物和液体在体内堆积引起的一系列毒害症状。肾脏损害后是不可恢复的，一旦出现慢性肾功能衰竭（尿毒症期）就只能通过持续透析治疗或肾移植维持生命。

很多种疾病都可以造成尿毒症的发生：各型原发性肾小球肾炎；全身性疾病，如高血压、免疫性疾病（如：系统性红斑狼疮、过敏性紫癜肾炎）、糖尿病、痛风等；上尿路感染如慢性肾盂肾炎；慢性尿路梗阻，如肾结石、输尿管结石、尿路狭窄、肿瘤、前列腺肥大等；先天性肾脏疾病，如多囊肾；其他原因，如肾毒性药物。

尿毒症需要综合治疗：早期干预及替代治疗至关重要，在患者发现疾病时即应开始治疗，以延缓患者进入尿毒症的时间甚至终止疾病的进程。上面我们讲到造成该疾病的原因是多种多样的，存在诱因时及时去除诱因就成了保护肾功能的关键因素之一，很多情况下及时去除诱因可使肾功能恢复正常。如有结石梗阻时，结石一旦取出，很多患者肾功会恢复至正常水平，但前提是此时肾实质还未受到损害。

一旦肾病进入尿毒症期后，行之有效的治疗方法即肾脏替代治疗，包括透析和肾移植。透析治疗现在已经应用得非常普遍，透析包括口服透析、腹膜透析以及血液透析，口服透析一般只应用于病情较轻的患者，而后两种透析方法则是可以治疗患者的有效方法，并且有比较好的疗效。当然透析只能替代肾脏的排泄功能，而无法替代肾脏的内分泌功能，患者还需要补充铁剂及定期应用促红细胞生成素，以改善贫血。

肾移植是治疗尿毒症患者的另一种方法，可使患者机体肾脏的各项指标回复正常，疗效确切，只是术后需长期服用免疫抑制剂以防止机体免疫反应对移植肾的损害。

第八章 能利旧、净化的"下水管道"——泌尿系统

患者在日常生活方面还应注意以下几点：

1. 充分休息及良好的营养。

2. 避免接触及服用对肾脏有害的物质，如家中常用的杀虫剂、涂料等。

3. 饮食方面，尿毒症患者对饮食不应过分限制，平时应尽量食用优质蛋白饮食，钠盐的含量不宜过高，水分的补充应适量，不宜过多。

一些患者平时没有自觉症状，只是有时出现疲倦，腰部酸胀感，胃口变差，脸色变差，还可能出现月经不调，失眠，烦躁等情况，因其他原因到医院检查时发现肾脏功能的损害已经非常严重。肾脏疾病起病非常隐匿，青少年应关注自己的小便，定期体检，发现异常应及时就医，防止病情恶化。

输尿管

输尿管是一对肌性管道，扁而细长，它起始于肾盂，在腰大肌表面下降，跨过髂总动脉和静脉，随后进入盆腔，沿着盆腔壁逐渐下降，跨越骶髂关节前上方，在坐骨棘转折向内，开口于膀胱，全长约20~30厘米。输尿管有三个狭窄：第一个狭窄在肾盂与输尿管移行处（输尿管起始处）；第二个狭窄在跨越髂动脉入小骨盆处；第三个狭窄在穿入膀胱壁处。

输尿管的功能是输送尿液。肾脏产生的尿液经肾盂进入输尿管，由于构成输尿管壁的平滑肌是不随意肌，它会周期性蠕动收缩将尿液自上向下推送，大约每10~15秒就有少量的尿液进入膀胱。输尿管是斜行穿过膀胱壁的，该段输尿管在平时会受到膀胱壁的压迫而关闭，只有在蠕动波到达时才会开放，这有防止尿液逆流的作用，所以尿液进入膀胱

后不会流回输尿管。输尿管全程有3个狭窄处，如果有肾结石随尿液下行进入输尿管，容易嵌顿在狭窄处，并产生剧烈输尿管绞痛和排尿障碍，需要及时处理。

膀　胱

膀胱是一个囊肌性器官，婴儿膀胱较高，位于腹部，膀胱颈接近耻骨联合上缘；到20岁左右，由于耻骨扩张，骶骨角色的演变，伴同骨盆的倾斜及深阔，膀胱即逐渐降至骨盆内。膀胱底的内面有三角形区，称为膀胱三角，位于两输尿管口和尿道内口三者连线之间。膀胱的下部有尿道内口。膀胱三角的两后上角是输尿管开口的地方。

膀胱的功能是储存尿液，是人体排水系统中的蓄水池。膀胱有很大弹性，其形状、大小、位置和壁的厚度随充盈程度不同而有所变化，尿量多时比较圆，尿液排空时就变得又扁又小，呈锥体形。正常成人膀胱约可容纳350～500毫升的尿液，最大容量可达800毫升。膀胱的肌肉层很厚，肌层由平滑肌纤维构成，称为逼尿肌，排尿时逼尿肌收缩可使膀胱内压升高，压迫尿液由尿道排出。在膀胱与尿道交界处有较厚的平滑肌，它虽不呈环形排列，但收缩时也可起内括约肌的作用，因此被称为尿道内括约肌。平时括约肌收缩能关闭尿道内口，防止尿液自膀胱漏出。膀胱外括约肌是横纹肌，它的活动可受人意识支配。排尿反射时，阴部神经活动受到抑制，外括约肌松弛，尿液能够顺利排出。

排尿反射：排尿是一种受意识控制的神经性反射活动。当膀胱内尿量达一定充盈度（约400～500毫升）时，尿液的压力刺激位于膀胱壁的压力感受器，由压力感受器发出的排尿信号经周围神经系统传导至中

第八章 能利旧、净化的"下水管道"——泌尿系统

枢神经系统,中枢神经系统经分析处理后适时发出排尿指令并产生尿意。高位中枢可根据情况发出抑制或兴奋的信号来决定是否排尿,若条件许可则膀胱逼尿肌收缩、尿道括约肌松弛,尿液随之排出;若条件不许可排尿时,人可以有意识地通过高位中枢抑制排尿反射,随着膀胱的进一步充盈,引起排尿反射的信号越来越强烈,促使机体排尿。

尿　道

尿道是从膀胱通向体外的管道,是排尿管道的最后一段,由膀胱下口(尿道内口)开始,末端直接开口于体表。男、女尿道有很大不同。男性尿道特点:细、长、曲,长约18厘米,全程有三处狭窄和两个弯曲;女性尿道特点:短、阔、直,长约5厘米,没有弯曲和狭窄。男性尿道在尿道膜部有一环行横纹肌构成的括约肌,称为尿道外括约肌,由意识控制。女性尿道在会阴穿过尿生殖膈时,有尿道阴道括约肌环绕,该肌也受意志控制。尿道括约肌是膀胱和尿道之间的"开关",平时尿道内外括约肌处于收缩状态,开关关闭,尿液储存于膀胱内不会流出。

憋尿的危害

我们知道当膀胱里储存了足够的尿液后就会产生排尿反射来促使排尿,但生活中一些人常常由于做某些事情时太过于投入而憋尿,其实这样对身体会产生很大的危害,甚至可能引发一些很严重的病症:

第一,长时间憋尿会使膀胱内的尿液越积越多,含有细菌和有毒物质的尿液未能及时排出,就容易引起膀胱发炎,严重时,由于膀胱内贮

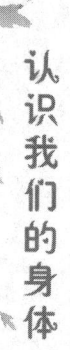

尿过多而压力升高，尿液逆流回输至尿管或肾盂，可引发肾盂肾炎，甚至影响到肾功能。

第二，由于膀胱过度充血，膀胱壁因膨胀而变薄，此时若遇到意外的撞击，有可能导致破裂，这是一种最严重而且极危险的情况。

第三，憋尿可引起生理和心理上的紧张，可使高血压病人血压增高，冠心病人出现心绞痛、心律失常等。

第四，由于憋尿而产生的膀胱内压力变化对原有的排尿反射功能是一种不良刺激，可能导致功能紊乱，时间长了会出现程度不同的尿频、尿急症状。

第五，国外研究资料表明，排尿次数与膀胱癌的发病率密切相关，排尿次数越少，患膀胱癌的危险性越大，因为憋尿增加了尿中致癌物质对膀胱的作用时间。最近美国科学家的研究报告称，有憋尿习惯者患膀胱癌的可能性要比一般人高3~5倍。

尿路结石

在肾脏、输尿管、膀胱、尿道这些器官中存在的结石我们称之为泌尿系统结石，又称为尿石症，是泌尿系统最常见的疾病之一。20世纪初考古学家在埃及古墓中发现了最早期的人类尿路结石，证明7000年以前已经存在尿石症。尿石症危害很大，目前对其病因及结石形成机制还不十分清楚，但是不论是正常人或是患过结石的人，采取以下措施，对预防尿石症的发生是有益的。

大量饮水：一组调查资料表明：尿石症的病人绝大多数不喜欢饮水。如果增加50%的尿量可使其结石发生率下降86%。大量饮水能起

第八章　能利旧、净化的"下水管道"——泌尿系统

到稀释尿液、冲洗尿路的作用，因此，尿量的多少对结石发生有极密切的关系。正常人每昼夜应保持尿量2000毫升以上，患过结石的病人则应维持2000~3000毫升尿量。饮水本身即有利尿作用，愈饮愈有口渴感，久而久之即可养成习惯。"多喝水，勤排尿，经常冲洗下水道"就是说多饮水的重要性，随时把一些废物排出体外。

调节饮食：我国的尿石80%~84%为草酸钙结石，患者在饮食上应以低草酸钙为宜。对于患过结石症的病人，菠菜、芦笋、核桃、甜菜、巧克力、浓茶、豆腐、牛奶、榨菜、海带、芝麻酱、猪脑、虾米皮等含草酸或钙较多的食物，应尽量少食。对于特殊类型结石病人，饮食上应避免进食动物内脏如肝、脑、肾等，肉、蛤、蟹、菠菜、香菇等也要少食，但是，可食鸡蛋、牛奶、水果和蔬菜。

那么，都有哪些症状提示身体里可能有尿路结石呢？一般来说，较小的结石并没有很明显的症状，小便显微镜检查时可能发现小便中的红细胞数目增多，即镜下血尿，这时我们主要从调整饮食结构，大量饮水，调整尿液酸碱度几个方面处理。而当结石比较大或结石卡在输尿通路上时，往往会出现比较典型的症状，如腰部肾区绞痛，肉眼血尿，部分病人可能有从尿道排出结石的病史。查体可发现患侧肾区有叩击痛，当结石并发感染、肾积水时叩击痛更为明显，肾积水较重者可触及肿大的肾脏，输尿管末端结石有时可经直肠或阴道指检触及。一旦出现上述症状，就应该及时就医。在日常生活中，我们应该养成良好的生活习惯，多饮水，定期体检。

尿路感染

尿路感染是指各种病原微生物在泌尿系统生长繁殖所致的尿路炎症

反应。

尿道口及其周围都有细菌存在，但一般情况下并不引起感染，当机体抵抗力下降或尿道黏膜有损伤时，或者细菌的毒力大，黏附尿道黏膜和上行的能力强时，容易侵袭膀胱和肾脏，造成感染。与此同时，尿道感染还可由尿道梗阻、邻近器官的炎症、膀胱或尿道器械检查、手淫等因素引起。

资料显示，在成人中女性罹患尿路感染明显多于男性。原因大致可归结为以下几点：

1. 女性的尿道较男性短、宽，细菌易于进入。

2. 女性的尿道口与阴道和肛门邻近，阴道和肛门周围都有大量细菌分布，阴道的分泌物也是很好的培养基，细菌容易繁殖。男性的尿道口则没有上述不利因素。

3. 月经和性活动。女性的经血是细菌非常好的培养基。

4. 妊娠时增大的子宫会压迫膀胱和输尿管，内分泌环境的变化也使输尿管舒张和蠕动减慢，使尿流变缓。这有利于细菌侵入和繁殖。

尿路感染的预防：首先对于女性来说，注意外阴的清洁卫生很重要。一般说来，尿路感染多有一定的诱因，故应仔细检查患者有无泌尿系统的结石，泌尿系统本身有无畸形存在等情况。还有，要养成良好的生活习惯，多喝水，保持每天尿量在2000毫升以上；不要憋尿；应注意加强营养，增强体质。再有，对于老年男性来说一旦出现尿路感染，还要检查有无肿瘤存在。

尿路感染时一般选择针对病原体的药物有目的性的治疗，同时还要多饮水，加强尿液对尿道的冲刷作用。

第九章 人体内的"化学信使"
——内分泌系统

人在自然界中生存，就需要适应不断变化的环境，而自身内环境又必须维持相对稳定。人的生长发育，新陈代谢都受到严密的调控。这些都是内分泌系统在起作用。内分泌系统与神经系统一样，也是机体适应内、外环境变化、实现机体功能调节的关键系统之一。内分泌系统既能独立地，又能在神经系统的整合下与神经系统密切联系，相互协调，传递信息，共同调节机体的各种功能活动。

内分泌系统是由机体各内分泌腺以及散布于全身的内分泌细胞共同构成的信息传递系统，是通过释放具有生物活性的化学物质——激素来调节靶细胞[①]（或者靶组织、靶器官）活动的。激素就如同人体内的化学信号，经过层层传递到靶细胞（或者靶组织、器官），它对靶细胞作用所产生的效应往往又可反馈地影响内分泌细胞的活动。内分泌是相对于外分泌而言的。

外分泌腺体是指消化腺一类的腺体，如唾液腺、胃腺等，其细胞的分泌物需要通过固定的管道结构释放到体外发挥作用。内分泌腺体发挥作用则无类似的管道结构，腺细胞所分泌的活性物质直接释放到体液（如血液、组织液等）中，并借此为媒介在体内传播信息。

内分泌腺是指内分泌细胞集中的组织，经典的内分泌腺主要包括腺

[①] 能够接受内分泌细胞分泌激素刺激的器官或细胞称为靶器官或靶细胞。

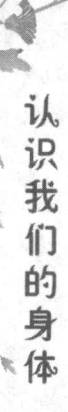

垂体、甲状腺、甲状旁腺、胰岛、肾上腺、性腺以及松果体等。脑组织，尤其是下丘脑中存在兼有内分泌功能的神经元。

下丘脑

下丘脑中有许多神经元能分泌激素，通过垂体门脉系统与腺垂体之间发生联系。下丘脑的神经细胞可接受大脑和中枢神经系统其他部位传来的神经信息，并将其转变为调控垂体激素释放的化学信息，通过调控垂体激素的释放，进而影响全身的功能活动。

下丘脑能分泌多种激素，主要包括生长激素释放激素、生长抑素、促甲状腺激素释放激素、促肾上腺皮质激素释放激素、促性腺激素释放激素、催乳素释放因子、催乳素释放抑制激素、促黑素释放因子和促黑素释放抑制因子。这些激素的作用是调节腺垂体激素的分泌。此外，下丘脑和神经垂体也有联系，下丘脑分泌的血管加压素和催产素暂时存储于神经垂体，在适宜的刺激下释放入血，发挥作用。

垂 体

垂体位于颅底部，在蝶骨体的垂体窝中，借漏斗与下丘脑相连。成人垂体大小约为 $1 \times 1.5 \times 0.5$ 厘米^3，重约 $0.5 \sim 0.6$ 克，妇女妊娠期可稍大。垂体是人体最重要的内分泌腺，分前叶和后叶两部分。它分泌多种激素，如生长激素、促甲状腺激素、促肾上腺皮质激素、促性腺素、催产素、催乳素、黑色细胞刺激素等，还能够贮藏下丘脑分泌的抗利尿激素。下丘脑制造的抗利尿激素和催产素，通过下丘脑与垂体之间的神

第九章 人体内的"化学信使"——内分泌系统

经纤维被送到垂体贮存起来,当身体需要时就释放到血液中。这些激素对代谢、生长、发育和生殖等有重要作用。

垂体激素的主要功能有:

生长激素:促进生长发育,促进蛋白质合成及骨骼生长。生长激素分泌不足则患侏儒症。

催乳素:促进乳房发育成熟和乳汁分泌。

促甲状腺激素:控制甲状腺,促进甲状腺激素合成和释放,刺激甲状腺增生,细胞增大,数量增多。

促性腺激素:控制性腺,促进性腺的生长发育,调节性激素的合成和分泌等。

促肾上腺皮质激素:控制肾上腺皮质,促进肾上腺皮质激素合成和释放,促进肾上腺皮质细胞增生。

卵泡刺激素:促进男子睾丸产生精子,女子卵巢生产卵子。

黄体生成素:促进男子睾丸制造睾丸酮,女子卵巢制造雌激素、孕激素,帮助排卵。

黑色素细胞刺激素:控制黑色素细胞,促进黑色素合成。

抗利尿激素:管理肾脏排尿量多少,升高血压。

催产素:促进子宫收缩,有助于分娩。

甲状腺及甲状旁腺

甲状腺是人体最大的内分泌腺体,位于甲状软骨下紧贴在气管第三、四软骨环前面,由两侧叶和峡部组成,平均重量大约20~25克,女性略大略重。甲状腺的主要功能是合成甲状腺激素,调节机体代谢,一般人每日食物中约有 100～200 微克无机碘化合物，经胃肠道吸收入血循环，迅速为甲状腺摄取浓缩，腺体中贮碘约为全身的 1/5。甲状腺素分泌量由垂体细胞分泌的促甲状腺激素调节。而促甲状腺激素则由下丘脑分泌的促甲状腺激素释放激素控制，从而形成下丘脑—垂体—甲状腺轴，调节甲状腺功能。甲状腺主要分泌甲状腺激素，甲状腺激素的主要功能包括：

1. 促进生长发育

甲状腺激素促进生长发育作用最明显是在婴儿时期，在出生后头 4 个月内影响最大。它主要促进骨骼、脑和生殖器官的生长发育。若没有甲状腺激素，垂体的生长激素也不能发挥作用。而且，甲状腺激素缺乏时，垂体生成和分泌生长激素也减少。所以先天性或幼年时缺乏甲状腺激素，引起呆小病。呆小病患者的骨生长停滞而身材矮小，上、下半身的长度比例失常，上半身所占比例超过正常人。又因神经细胞以及胶质细胞生长障碍，脑发育不全而智力低下，他们的性器官也不能发育成熟。新生儿甲状腺功能低下时，应在 1 岁之内适量补充甲状腺激素，这对中枢神经系统的发育和脑功能的恢复还有效。迟于此时期，以后即使补充大量甲状腺激素，也不能恢复正常功能，则治疗往往无效。

2. 对代谢的影响

（1）产热效应：甲状腺激素可提高大多数组织的耗氧率，增加产热效应。甲状腺素使基础代谢率增高，1 毫克的甲状腺素可增加产热 4000 千焦耳。甲状腺功能亢进患者的基础代谢率可增高 35% 左右；而功能低下患者的基础代谢率可降低 15% 左右。

（2）对三大营养物质代谢的作用：它对三大营养物质代谢的影响十分复杂。总的来说，在正常情况下甲状腺激素主要是促进蛋白质合

第九章 人体内的"化学信使"——内分泌系统

成,特别是使骨、骨骼肌、肝等蛋白质合成明显增加,这对人幼年时的生长、发育具有重要意义。然而甲状腺激素分泌过多,反而使蛋白质,特别是骨骼肌的蛋白质大量分解,因而使人消瘦无力。在糖代谢方面,甲状腺激素有促进糖的吸收,肝糖原分解的作用。同时它还能促进外周组织对糖的利用。总之,它加速了糖和脂肪代谢,特别是促进许多组织的糖、脂肪及蛋白质的分解氧化过程,从而增加机体的耗氧量和产热量。

(3)其他方面:此外,甲状腺激素对于一些器官的活动也有重要的作用。它对维持神经系统的兴奋性有重要的意义。甲状腺激素可直接作用于心肌,使心肌收缩力增强,心率加快。

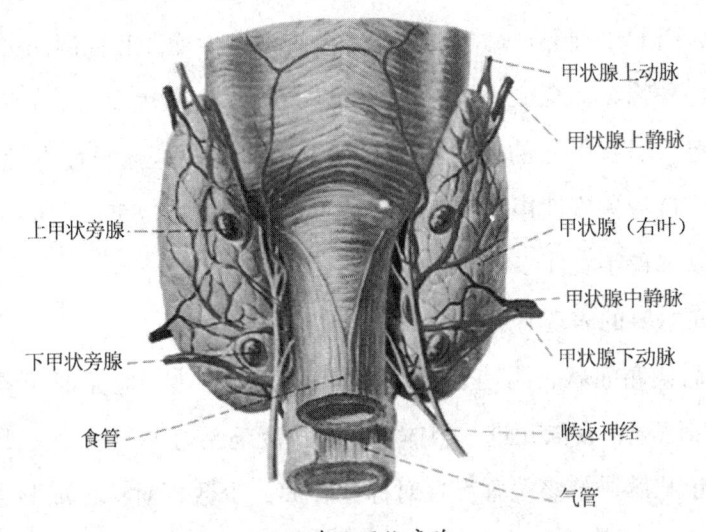

甲状腺及甲状旁腺

甲状旁腺位于甲状腺附近,呈圆形或椭圆形,家畜一般具有两对甲状旁腺。甲状旁腺为内分泌腺之一,是扁卵圆形小体,长约3~8毫米、宽2~5毫米、厚0.5~2毫米,位于甲状腺侧叶的后面,有时藏于甲状腺实质内。一般分为上下两对,每个重约35~50毫克。甲状旁腺素主要功能是影响体内质钙与磷的代谢,从骨动员钙,使血液中钙离子浓度增高，同时还作用于肠及肾小管，使钙的吸收增加，从而维持血钙的稳定。若甲状旁腺分泌功能低下，血钙浓度降低，出现手足抽搐症；如果功能亢进，则引起骨质过度吸收，容易发生骨折。甲状旁腺功能失调会引起血中钙与磷的比例失常，使尿中的钙增加，可反复形成肾脏和输尿管结石。

甲状腺功能亢进

甲状腺功能亢进（简称甲亢）是由多种原因引起的甲状腺激素分泌过多，引起以神经、循环、消化等系统兴奋性增高和代谢亢进为主要表现的一种临床综合征。目前我国女性人群患病率达2%，且有逐年增高的趋势。引起甲亢的原因很多，其中最常见的是弥漫性毒性甲状腺肿，属于自身免疫性甲状腺病，约占全部甲亢病的85%，男女均可发病，但以中青年女性多见。

甲亢主要的表现有：

1. 高代谢症状：可有怕热、多汗，常有低热，危象时可有高热，皮肤温暖潮湿，食欲亢进，但体重下降，疲乏无力等。

2. 甲状腺肿：多呈弥漫性对称性肿大，少数不对称，或肿大明显。从外观看，患者脖子较往常增粗。

3. 眼部表现：主要是突眼，患者眼球突出，眼睛凝视或呈现惊恐眼神；部分突眼患者还常有畏光、流泪、复视、视力减退、眼部肿痛、刺痛、有异物感等，由于眼球高度突出，使眼睛不能闭合，结膜、角膜外露而引起充血、水肿、角膜溃烂等，甚至失明。也有的甲亢患者没有眼部症状或症状不明显。

第九章　人体内的"化学信使"——内分泌系统

4. 精神神经症状：患者易激动、精神过敏、多言多动、失眠紧张、思想不集中、焦虑烦躁、多猜疑等，有时候出现幻觉，但也有寡言、抑郁者。

5. 心血管系统症状：患者可有心悸、气促、活动后加剧等。

6. 消化系统症状：食欲亢进，体重却明显下降，两者伴随常提示本病或糖尿病的可能。

7. 其他系统症状：除以上外，患者血液和造血、运动、生殖、内分泌系统及皮肤等都可有异常的表现，如肌肉无力，女性月经紊乱、闭经、小腿水肿等等。甲亢患者在精神刺激、感染、术前准备不充分的情况下可能出现原有症状加重，伴高热、大汗、恶心、呕吐、腹痛、腹泻、心率达160次/分以上，甚至昏迷，称此为甲亢危象，是甲亢的严重表现，可危及生命。

甲亢的患者需要休息、补充适当的营养，限制碘的摄入。除此之外，还有药物治疗，放射性碘治疗及手术治疗，这三种治疗方式各有优缺点，应综合考虑患者的年龄、性别、病情轻重、病程长短、医疗条件等多种因素决定治疗方式。

甲亢病与遗传有一定的关系，甲亢的发生是遗传和环境因素共同作用的结果。患甲亢病母亲的子女对环境中致甲亢因素的敏感性较其他人高，但并不意味着这些子女都会患甲亢病。还得有环境因素的参与才会致病。部分观点认为，接触甲亢病原体和过度疲劳或精神因素使自身抗病力下降可能是诱发甲亢的两个必要因素。

肾 上 腺

肾上腺是人体相当重要的内分泌器官，由于位于两侧肾脏的上方，故名肾上腺。肾上腺左右各一，位于肾的上方，左肾上腺呈半月形，右肾上腺为三角形。两侧共重 10～15 克。从侧面观察，腺体分肾上腺皮质和肾上腺髓质两部分，周围部分是皮质，内部是髓质。两者在发生、结构与功能上均不相同，实际上是两种内分泌腺。

肾上腺皮质分泌的皮质激素分为三类，即盐皮质激素、糖皮质激素和性激素。盐皮质激素主要为醛固酮，调节电解质和水盐代谢；糖皮质激素主要代表为可的松和氢化可的松，调节糖、脂肪和蛋白质的代谢；性激素主要为脱氢雄酮和雌二醇，生理情况下肾上腺分泌的性激素较少，作用不大。

肾上腺髓质分泌肾上腺素和去甲肾上腺素。前者的主要功能是作用于心肌，使心跳加快、加强；后者的主要作用是使小动脉平滑肌收缩，从而使血压升高。

性　　腺

性腺主要指男性的睾丸、女性的卵巢。

睾丸属男性内生殖器官。正常男性有两个睾丸，分别位于阴囊左右侧。睾丸呈卵圆形，色灰白。成人睾丸长 3.5～4.5 厘米，宽 2～3 厘米，厚 1～2 厘米，每侧睾丸重 10～15 克。一般左侧者比右侧者低约 1 厘米。有的人睾丸一大一小，一高一低，如果差别不大，均属正常。睾丸可分泌男性激素睾丸酮（睾酮），其主要功能是促进性腺及其附属结构的发育以及第二性征的出现，还有促进蛋白质合成的作用。

卵巢位于子宫底的后外侧，与盆腔侧壁相接。左右各一，灰红色，

第九章 人体内的"化学信使"——内分泌系统

质较韧硬，呈扁平的椭圆形，表面凸隆，幼女者表面平滑，性成熟后，由于卵泡的膨大和排卵后结瘢，致使其表面往往凹凸不平。卵巢的大小和形状，也因年龄不同而异。在同一人，左右卵巢并不一致，一般左侧大于右侧。妊娠时，由于子宫的移动，其位置也有极大的改变。卵巢主要分泌雌激素和孕激素。雌激素有促进女性生殖器官、女性第二性征的发育、卵巢排卵的作用。雌激素还具有对抗甲状旁腺激素的骨吸收作用，对钙的吸收和在骨质中沉积有促进作用。青春期，雌激素与生长激素协同加速骨发育，绝经后由于雌激素缺乏使骨吸收大于骨生成，而发生骨质疏松症。雌激素对心血管系统有保护作用，可预防血管动脉硬化。孕激素能抑制子宫收缩，改变子宫内膜环境，抑制输卵管节律性收缩，分泌黏液阻塞宫颈口，使受精卵能准确的在子宫着床。还能促进乳腺腺泡发育，对抗甲状旁腺素的骨吸收作用，在月经期后两周可使体温轻微升高约0.2~0.3摄氏度。

松 果 体

松果体位于丘脑后上方，以柄附于第三脑室顶的后部，为一红褐色的豆状小体。长5~8毫米，宽3~5毫米，重120~200毫克。松果体主要分泌褪黑激素。褪黑激素能够影响和干预人类的许多神经活动，如睡眠与觉醒、情绪、智力等。很显然，松果体在神经信号与激素信号之间扮演着"中介人"的角色。

松果体是人体的第三只眼睛。说人体有第三只眼睛，似乎是不可思议。其实，生物学家早就发现，早已灭绝的古代动物头骨上有一个洞。起初生物学家对此迷惑不解，后来证实这正是第三只眼睛的眼框。研究表明，不论是飞禽走兽，还是蛙鱼龟蛇，甚至人类的祖先，都曾有过第三只眼睛。只不过随着生物的进化，这第三只眼睛逐渐从颅骨外移到了脑内，成了"隐秘的"第三只眼。尽管松果体移入了黑洞洞的颅腔内。"深居简出""与世隔绝"，不能直接观察五光十色的大千世界。但由于它曾经执行过人类第三只眼睛的功能，凭着它原来的一手"绝活"，仍然能感受光的信号并作出反应。例如人们在阳光明媚的日子里会感到心情舒畅、精力充沛、睡眠感减少。反之，遇到细雨连绵的阴霾天气则会情绪低沉、郁郁寡欢、常思睡眠。这一现象正是松果体在"作祟"。

松果体是人体"生物钟"的调控中心。由于褪黑激素的分泌受光照和黑暗的调节，因此，昼夜周期中光照与黑暗的周期性交替就会引起褪黑激素的分泌量相应地出现昼夜周期性变化。实验证实，褪黑激素在血浆中的浓度白昼降低，夜晚升高。松果体通过褪黑激素的这种昼夜分泌周期，向中枢神经系统发放"时间信号"，转而引发若干与时间或年龄有关的"生物钟"现象。如人类的睡眠与觉醒、月经周期中的排卵以及青春期的到来。新近发现，人体的智力"生物钟"以33天为周期进行运转，情绪"生物钟"为28天，体力"生物钟"为23天。这三大生物钟的调拨也是由松果体来执行的。

目前，我们对松果体的认识还很肤浅，随着研究的深入，松果体的其他功能将会被逐渐发现。

胰　岛

胰岛是胰腺的内分泌部分，是许多大小不等和形状不定的细胞团，

第九章 人体内的"化学信使"——内分泌系统

散布在胰腺各处,胰岛能分泌胰岛素与胰高血糖素等激素,可控制碳水化合物的代谢。如胰岛素分泌不足则患糖尿病。胰岛素是促进合成代谢、调节血糖稳定的主要激素。胰岛素促进组织、细胞对葡萄糖的摄取和利用,加速葡萄糖合成为糖原,贮存于肝和肌肉中,并抑制糖异生,促进葡萄糖转变为脂肪酸,贮存于脂肪组织,导致血糖水平下降。胰岛素促进肝合成脂肪酸,然后转运到脂肪细胞贮存。胰岛素缺乏时,出现脂肪代谢紊乱,脂肪分解增强,血脂升高,加速脂肪酸在肝内氧化,生成大量酮体,由于糖氧化过程发和障碍,不能很好处理酮体,以致引起酮血症与酸中毒。胰岛素促进蛋白质合成过程,其作用可在蛋白质合成的各个环节上:促进氨基酸通过膜的转运进入细胞;可使细胞核的复制和转录过程加快,增加 DNA 和 RNA 的生成;作用于核糖体,加速翻译过程,促进蛋白质合成。

胰高血糖的主要作用与胰岛素的作用相反,胰高血糖素是一种促进分解代谢的激素。胰高血糖素具有很强的促进糖原分解和糖异生作用,使血糖明显升高。生理情况下,胰岛素与胰高糖素协同合作共同维持体内的血糖水平维持在一定的水平。

糖尿病

糖尿病是由遗传和环境因素共同作用而引起的以糖代谢紊乱为主要表现的临床综合征。以持续高血糖为主要特征,其原因主要来源于胰岛素分泌缺乏或者胰岛素作用缺陷。糖尿病分 1 型糖尿病、2 型糖尿病和妊娠期糖尿病。其中 1 型糖尿病多发生于青少年,1 型糖尿病人胰岛素分泌不足,必须依赖胰岛素治疗维持生命。2 型糖尿病多见于 30 岁以后中、老年人，其胰岛素的分泌量并不低甚至还偏高，病因主要是机体对胰岛素不敏感（即胰岛素抵抗，胰岛素作用缺陷）。妊娠期糖尿病是妊娠期间发现的任何程度的血糖稳定损害，源于细胞的胰岛素抵抗，不过其胰岛素抵抗是由于妊娠期妇女分泌的激素所导致的，妊娠期糖尿病通常在分娩后自愈。

糖尿病人的典型临床表现是"三多一少"，即多尿、多饮、多食和消瘦。血糖升高引起的渗透性利尿作用引起多尿；体内水分丢失，病人口渴明显，引起多饮以补充体液；由于胰岛素不足，肝糖原和肌糖原贮存减少，细胞摄取和利用葡萄糖减少，大部分葡萄糖由尿排出，体内能源不足引起多食；由于葡萄糖不能被利用，脂肪和蛋白消耗增多以供能，引起乏力和消瘦。1型糖尿病患者三多一少症状常常很典型，而2型糖尿病患者起病比较隐匿，可能只有其中之一或二的表现。1型糖尿病人在感染等应激状态下可能出现酮症酸中毒，可表现为意识障碍等，而此常为大部分病人就诊的促发原因。而2型糖尿病者发生高渗性昏迷更多见一些。

糖尿病一旦发生，持续的高血糖就开始了对体内的大血管和微血管的破坏，日积月累引起大血管和微血管的并发症，例如大、中动脉的硬化，引起冠心病、脑血管病以及下肢血管病变（表现为下肢疼痛、间歇性跛行、感觉异常）等；微血管病变引起视网膜、肾脏、神经改变，严重者导致患者失明、肾功能逐步减退以及肢体感觉障碍，部分老年病人因为下肢神经病变失去感觉，洗脚的时候不知道水温，被开水烫出了很多水泡浑然不知，而糖尿病人血糖高，局部损伤后对细菌来说是一个良好的培养基，伤口很容易感染，严重者可能导致下肢的化脓溃烂至坏死，最终不得不截肢。

第九章 人体内的"化学信使"——内分泌系统

糖尿病的治疗强调综合管理,包括饮食治疗、体育锻炼、药物治疗和血糖监测。

糖尿病需要终生的治疗,治疗效果很大程度上取决于病人的主动性。1型糖尿病一经确诊,就要长期使用胰岛素。而2型糖尿病可以看情况使用口服药物或者胰岛素治疗,现在多提倡尽早使用胰岛素。妊娠期糖尿病需在妊娠期使用胰岛素治疗。

饮食方面,合理的总热量、食物成分、规律的餐次对控制高血糖和防止低血糖的发生是有益的。

规律的运动对糖尿病人也是有好处的,不过不同类型糖尿病病人运动的时间和强度应该是不同的,可以咨询医生给予专业的指导。

定期监测血糖,适时调整治疗方案对延缓糖尿病并发症发生的进程至关重要,只有适当的血糖控制水平才是真正的有效治疗。发生了并发症的病人应该注意日常生活的护理,防止各种意外的发生。

远离肥胖

肥胖是指人体因各种原因引起的脂肪成分显著超过正常人群的平均水平。肥胖症的实质是体内脂肪绝对量增加。近年来随着我国经济发展和人们生活方式的改变,肥胖发病率明显上升。评估肥胖的方法很多。一种简单的方法为标准体重法,标准体重(kg)= 身高(cm)- 105(女性为100),超过标准体重的10%为超重,超过标准体重的20%为肥胖。超出标准体重的20%称为轻度肥胖;超出标准体重的30%称为中度肥胖;超过标准体重50%称为重度肥胖。另一种常用的评估方法是体重指数(BMI),BMI = 体重(kg)/身高^2(m^2)。BMI的正常范围为 18.5~24.9，低于 18.5 表示体重过低。根据 BMI 评估肥胖，考虑到中国人的种属及形体特征，大致为：24 为正常上限，24~28 为过重，大于、等于 28 为肥胖。

从发生的原因来看，肥胖可分为单纯性肥胖和继发性肥胖两种，单纯性肥胖没有代谢性、内分泌性疾病等明显的病因可寻；而继发性肥胖常有明确的病因，肥胖只是相关病变的临床表现之一。本文主要讲讲单纯性肥胖。单纯性肥胖是肥胖症中最常见的一种，是现代社会多种常见慢性疾病的独立危险因子，如高血压、高脂血症、糖尿病、冠状动脉粥样硬化性心脏病、脑血管病等的发生发展都与肥胖密切相关。有效防治肥胖成为当今重要的课题。

单纯性肥胖症可见于任何年龄，通常 45~65 岁好发，但随着生活水平的提高，发病年龄有年轻化的趋势。

轻度肥胖者常无症状。

中重度肥胖可有以下症状：

1. 肺泡低换气综合征。大量脂肪堆积于体内，体重过增，活动时对能量和氧气需要量增大，稍微活动就会有明显的疲劳感，所以多数肥胖者喜欢休息睡觉，不喜欢运动。如果腹部脂肪多，由于膈肌上抬，使胸腔受压，会出现换气困难，引起缺氧、气促，严重可造成肺心病、心力衰竭。

2. 心血管综合征。重度肥胖者脂肪组织血管增多，还常伴有高血压、动脉粥样硬化等，加重心脏负担，引起心脏代偿性长大，同时心肌内外脂肪沉着，心肌供血不足，多种因素共同作用常致心力衰竭。

3. 内分泌代谢紊乱。女性肥胖者还可能出现性腺功能异常，闭经不育，有时有少经或闭经、多毛、男性化等表现。男性肥胖者性激素改

第九章　人体内的"化学信使"——内分泌系统

变比较明显，雌激素增多而雄激素减少，出现阳痿不育。肥胖症患者空腹及餐后胰岛素增高，既具有高胰岛素血症，同时又存在胰岛素抵抗，胰岛素对血糖的调节作用减低，造成糖耐量减退或者糖尿病。另外，肥胖症者血液中总脂、胆固醇、甘油三酯及游离脂肪酸常增高，成为动脉粥样硬化、胆石症等病的基础。

4. 消化综合征。肥胖症者食欲亢进、食量大，容易饥饿，便秘、腹胀较常见。肥胖者因高脂血症诱发胆石症时可有慢性消化不良、上腹部绞痛发作的病史。

5. 其他。肥胖者代谢量大，细胞核物质分解产生的嘌呤增多可致痛风发作。平时汗多怕热、抵抗力较低而容易感染。肥胖者皮肤上可有淡紫纹或白纹，分布于臂外侧、大腿内侧、膝关节、下腹部等处，皱褶处易磨损，引起皮炎、皮癣，乃至擦伤溃烂等。

严重肥胖不仅影响一个人的健康，还会给我们的生活带来诸多不便。所以，我们一定要远离肥胖，注重肥胖的防治：单纯性肥胖与多种因素有关，如遗传与环境因素、生活饮食习惯、能量的摄入过多或消耗过少、精神神经因素等。预防肥胖往往比治疗肥胖有用，也更有效。生活中适当控制进食量，避免高糖、高脂肪及高热量饮食，经常进行体力活动和参加体育锻炼往往可收到良好的效果。治疗肥胖症则以控制饮食及增加体力活动为主，不能仅依靠药物，长期服药不免发生副作用，且未必能持久见效。

认识我们的身体

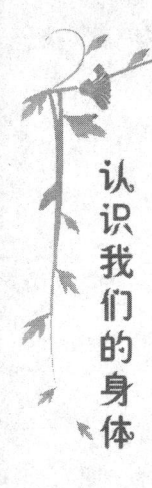

第十章　人体的"司令部"
——神经系统

　　人体就犹如一支训练有素的军队。消化系统犹如后勤部主要负责军队战士的营养；血液系统犹如军队的交通部主要负责为军队运送各种战略物资；四肢运动系统等犹如军队的战士主要执行各种具体任务；眼、鼻等五官感觉系统犹如军队的情报部负责收集各种信息，然后传达给神经系统；而神经系统则是人体的"司令部"，它通过对收集到的各种信息进行联想、分析、思考等活动，然后向机体各个部门发号施令，并能同时调节各个部门相互合作，最终命令机体各个系统按"司令部"的指令执行相应的任务。

　　神经系统分为中枢神经系统和周围神经系统两大部分。

　　中枢神经通过周围神经与人体其他各个器官、系统发生极其广泛复杂的联系。人类的中枢神经系统在进化中得到了高速发展和不断完善，产生了语言、思维、学习、记忆等高级功能活动，使人不仅能适应环境的变化，而且能认识和主动改造环境。神经系统是由神经细胞（也称神经元）和神经胶质所组成。

神经元

　　神经系统结构和功能的基本单位是神经细胞，又称神经元。神经元是一种高度特化的细胞，具有感受刺激和传导兴奋的功能。神经系统中

第十章　人体的"司令部"——神经系统

含有大量的神经元。据估计，人体中枢神经系统中约含1000亿个神经元，仅大脑皮层中就约有140亿。神经元形态与功能多种多样，但结构上大致都可分成胞体和突起两部分。

胞体包括细胞膜、细胞质和细胞核；突起由胞体发出，分为树突和轴突两种。通常一个神经元有一个至多个树突，但轴突只有一条。轴突往往很长，由细胞的轴丘发出，直径比较均匀，开始一段称为始段，离开胞体若干距离后始获得髓鞘，成为神经纤维，神经纤维就如同电线一样起传导信息的作用。

习惯上把神经纤维分为有髓纤维与无髓纤维两种，实际上所谓无髓纤维也有一薄层髓鞘，并非完全无髓鞘。每个神经元的树突的形态、数量和长短很不相同。树突多呈树状分支，它可接受刺激并将冲动传向胞体；轴突呈细索状，末端常有分支，称轴突终末，轴突将冲动从胞体传向末端。

中枢神经系统

中枢神经系统包括脑和脊髓。脑位于颅腔内，脊髓位于椎管内。

中枢神经系统是神经系统的主要部分。中枢神经系统接受全身各处的传入信息，经它整合加工后成为协调的运动性传出，或者储存在中枢神经系统内成为学习、记忆的基础。人类的意识、心理、思维活动也是中枢神经系统的功能。

中枢神经系统像是一个容量巨大的信息加工站，加工的结果可以出现反射活动、产生感觉或记忆。当我们遇到伤害性刺激时，会迅速逃避躲开，就是一种反射动作。在这个反射动作中，伤害性刺激所引起的信息，传入神经中枢，经过中枢的分析加工，再经运动神经传出，引起回避性的肌肉活动。中枢神经系统接受传入信息后，可以传到脑的特定部位，产生感觉，这一点在人类是可以根据主观的经验明确地报告出来的，在动物或许也有同样或类似的"感受"。有些感觉信息传入中枢后，经过学习的过程，还可在中枢神经系统内留下痕迹，成为新的记忆。

羊痫风

癫痫俗称羊痫风或羊癫风，是一种疾病和综合征，以脑部神经元反复突然过度放电所致的间歇性中枢神经系统功能失调为特征。先天性疾病：如染色体异常、遗传性代谢障碍、脑畸形及先天性脑积水等，颅脑外伤，颅内感染，中毒，颅内肿瘤，脑血管病，营养代谢性疾病，儿童期严重或频繁的高热惊厥等都可能继发癫痫，但是还有一部分癫痫目前还没有发现明确的原因，我们称之为原发性癫痫。脑部兴奋性过高的神经元突然、过度的重复放电，导致脑功能突发性、暂时性紊乱，临床表现为短暂的感觉障碍，肢体抽搐，意识丧失，行为障碍或植物神经功能异常，称为癫痫发作。

癫痫发作可分大发作、小发作、局限性发作和精神运动性发作等，具有间歇性、短时性和刻板性的共同特点。

大发作，又称全身性发作，半数有先兆，如头昏、精神错乱、上腹部不适、视听和嗅觉障碍。发作时突然意识丧失，继之先强直后阵挛性痉挛。常伴尖叫、面色青紫、尿失禁、舌咬伤、口吐白沫或血沫（舌咬破时出现血沫）、瞳孔散大。持续数十秒或数分钟后痉挛发作自然停

第十章 人体的"司令部"——神经系统

止,进入昏睡状态。醒后有短时间的头昏、烦躁、疲乏,对发作过程不能回忆。发作持续不断,一直处于昏迷状态称大发作持续状态,常危及生命。

小发作,又叫失神发作,表现为突发性精神活动中断,短暂(2~15秒)意识障碍或丧失、有时可有节律性眨眼、低头、两眼直视、上肢抽动,而无全身痉挛现象。每日可有多次发作。

精神运动性发作,可表现为发作突然,多有不同程度的意识障碍及明显的思维、知觉、情感和精神运动障碍。可有神游症、夜游症等自动症表现。有时在幻觉、妄想的支配下可发生伤人、自伤等暴力行为。病人的举动无动机、无目标、盲目而有冲动性,发作持续数小时,有时长达数天。病人对发作经过毫无记忆。

局限性发作,一般见于大脑皮层有器质性损害的病人,表现为一侧口角、手指或足趾的发作性抽动或感觉异常,可扩散至身体一侧。当发作累及身体两侧,则可表现为大发作。

1. 癫痫发作的护理

有发作预兆的病人自己应做好心理准备,同时告知家属或周围人,癫痫大发作的病人,一旦出现先兆,首先要保护好舌头,抢在发作之前,将缠有纱布的压板(情况紧急时可使用不会碎裂的硬物)放在病人上、下磨牙之间,以免咬伤舌头,若发作之前未能放入,待病人强直期张口再放入,阵挛抽搐期不要强行放入,以免伤害病人。预兆发生后,有条件和时间的话可将病人扶至床上,来不及就顺势使其躺倒,防止因意识突然丧失而跌伤,迅速移开其周围硬物、锐器,减少发作时对身体的伤害。

癫痫发作时,家属及周围人不要试图采用掐人中使病人清醒,这只会是徒劳的；也不要强行按压病人的四肢，这只会增加醒后病人的痛苦甚至致使病人骨折；而应注意密切观察病人发病时间，每次发作持续时间（包括意识丧失时间、抽搐时间），要注意观察最先抽搐的部位，是局部还是全身，是否伴有意识丧失及双目上视，大小便失禁等，这些表现对医生进行定位诊断有一定的帮助。

如果发现病人癫痫发作持续时间长，甚至半小时以上，或者反复发作中途没有意识清醒半小时以上，说明出现癫痫持续状态，这是急危重症，如不及时救治可出现脑水肿、脑疝、呼吸循环衰竭而死亡。应立即送往医院，送医院之前如家里备有苯巴比妥针剂、地西泮针剂或灌肠剂，可给予一次药物，然后送往医院，送医院后要向医生详细报告发病过程，给药时间及剂量，以利于医生掌握病情，合理救治。

对于失神小发作的儿童，有时癫痫发作只表现为患儿突然停止原来的活动，双目直视，呼之不应，或手中所持之物坠地，这是病情发作，而不是孩子捣乱、顽皮，家长应注意观察，不要随便责备。

2. 癫痫的治疗

对于有明确原因的继发性癫痫，积极治疗原发病是重点，其次应积极控制发作。抗癫痫药物对控制癫痫发作有特殊重要的意义。

使用抗癫痫药物应注意：尽量早期治疗，若病人已经有多次发作的历史，一旦诊断成立，即应开始治疗；根据癫痫发作类型选择安全、有效、价廉和易购的药物；药物剂量应从常用量低限开始，逐渐增加到发作控制理想而又无严重毒副作用为宜；给药次数应根据药物特性及发作特点而定；一般不随意更换或间断抗癫痫药物，癫痫发作完全控制2~3年后，且脑电图正常，方可逐渐减量停药；应定期监测药物浓度，适时调整药物剂量。对于药物治疗无效的难治性癫痫可行立体定向术破坏

第十章 人体的"司令部"——神经系统

脑内与癫痫发作的有关区域，或施胼胝体前部切开术或慢性小脑刺激术。

　　原发性癫痫病人经过一定时期的正规、系统的药物治疗若不再发作，一般可以减药，直至停药。于停药后3年内没有发作的，即认为治愈。一般经系统治疗后多数人不再发作，但据研究观察，临床治愈的患者在10年内，有15%的人复发。治愈的病人最主要的是注意保养，尽量避免任何诱发因素，如戒烟、戒酒、防止疲劳过度、情绪激动等。另外，尽量少看电视，少玩游戏机，少使用电脑、手机，不下棋、不打麻将等也对预防复发有好处。

脑

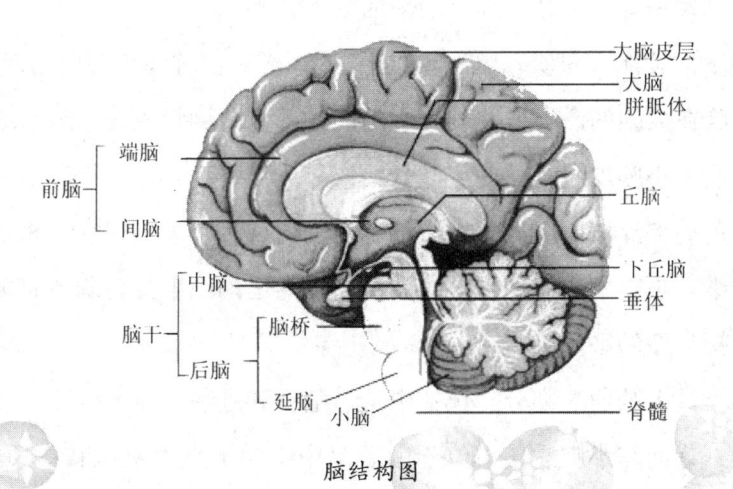

脑结构图

　　脑是中枢神经系统的主要部分，位于颅腔内。人和哺乳动物的脑特别发达，可分为大脑、小脑和脑干三部分。

　　大脑为神经系统最高级部分，包括端脑、间脑，脑各部内的腔隙称脑室，充满脑脊液。大脑由左、右两个大脑半球组成，两半球间有横行的神经纤维相联系。人类大脑左、右半球的功能基本相同，但各有特化方面，通常与从事语言文字等方面特化功能有关的半球称为优势半球；与从事空间感觉、美术、音乐等方面的特化功能有关的半球称为非优势半球。在98%以上的成年右利手者中，优势半球在左半球。优势半球有主要负责听、说、读、写的四个语言区域：听觉性语言中枢（听话中枢），运动性语言中枢（说话中枢），视觉性语言中枢（阅读中枢）和书写中枢。

大脑皮层（大脑皮质）：是表面的一层灰质（神经细胞的细胞体集中部分）。人的大脑表面有很多往下凹的沟（裂），沟（裂）之间有隆起的回，因而大大增加了大脑皮层的面积。人的大脑皮层最为发达，是思维的器官，主导机体内一切活动过程，并调节机体与周围环境的平衡，所以大脑皮层是高级神经活动的物质基础。

髓质：又称"白质"，位于大脑皮层内部，由神经纤维所组成。

小脑在大脑的后下方，分为中间的蚓部和两侧膨大的小脑半球，表层的灰质即小脑皮层，被许多横行的沟分成许多小叶。小脑的内部由白质和灰色的神经核所组成，白质称髓质，内含有与大脑和脊髓相联系的神经纤维。小脑主要的功能是协调骨骼肌的运动，维持和调节肌肉的紧张，保持身体的平衡。

脑干是人脑的一部分，包括中脑、脑桥和延髓。向上接间脑，向下连脊髓，背面与小脑连接，位于颅后窝中。脑干也由灰质和白质构成。脑干的灰质仅延髓下半部与脊髓相似，其他部位不形成连续的细胞柱，而是由机能相同的神经细胞集合成团块或短柱形神经核。脑干中有许多重要神经中枢，如心血管运动中枢、呼吸中枢、吞咽中枢，以及视、听和平衡等反射中枢，呼吸和心血管运动是生命的支柱所在，因此脑干也

第十章 人体的"司令部"——神经系统

被称为"生命中枢",曾经被视为神经外科手术的禁区,至今也是神经外科手术最困难的手术区域。

1. 影响脑能力的主要因素

大脑的化学物质绝大部分是先天生就的,但也有后天形成的,可以说人脑的聪明才智是先天和后天的"合金"。科学研究结果表明,人的智慧是遗传因素和环境因素相互作用的结果。胎儿大脑的发育速度是相当惊人的。前三个月,其脑神经细胞竟以每分钟几十万个的速度增长。自7个月至9个月期间,主要是支持细胞体的神经纤维的发育并完善神经细胞间的联络体系。这段时间内,母亲应当有足够量的蛋白质、脂肪和碳水化合物以及各种维生素,同时要保持安定愉快的情绪,切忌焦虑、惊吓、生气和悲伤。终日焦虑的孕妇,脑中的肾上腺素会大量增加,从而使血管收缩,导致胎儿心跳增快,大脑供血时急时慢。

婴儿出生后大脑中神经元的数目就基本和成人相同了,以后大脑的发育主要是神经元体积的增大,树突的增多,细胞间联系的增强等,表现为智力的逐步成长。而在3岁以前,大脑的发育极其迅速,可形成大脑重量的80%左右。所以这段时间内,为保证婴幼儿脑的发育,足量的蛋白质营养供应是至关重要的。

实验表明,当蛋白质摄入量充足时,脑中的儿茶酚胺浓度增加,去甲肾上腺素传递活跃,而去甲肾上腺素与大脑的学习、记忆关系十分密切。胎儿和儿童的食物中如果缺乏蛋白质,会对大脑的智力发育产生灾难性影响。蛋白质的来源仅仅依靠传统的粮食是远远不够的。因为构成蛋白质所需要的20种氨基酸没有哪一种粮食能够全部提供。蔬菜肉食合理搭配,营养饮食是很重要的。除此之外,平时多用脑思考,多动手,多学习也有助于提升大脑的各种能力。

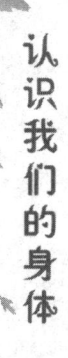

2. 大脑的记忆高峰期

总会有些人觉得自己记忆不好，记不住东西，其实对我们的大脑来说，记忆效果是有一定的时间规律的。一般说来，人的大脑每天有四个记忆高峰期：

第一个是早晨起床后。大脑在睡眠过程中并没有停止工作，而是在对头一天输入的信息进行编码整理。早晨醒后没有新的信息干扰，这时记东西会印象清晰。

第二个高峰期是在上午8点到10点：这时精力逐渐上升到旺盛期，处理识记效率高，记忆量增大。

第三个高峰期是在下午6到8点：这是一天中记忆最佳的时期。

第四个是临睡前1小时左右：这时识记材料后就入睡，不再有新信息输入，所以没有相互抑制的影响。

另外研究者还发现，上午8点大脑具有严谨周密的思考能力，下午2点思考能力最敏捷，但推理能力在白天12小时内递减。根据这样的规律，我们在早晨可以安排些严谨周密的工作，下午做一些需要快速完成的工作，晚上则做些需要加深记忆的工作，也许会达到事半功倍的效果。当然这是普遍现象，每个人的大脑活动都有自己的个性特征，我们可以摸索并顺应大脑的这些"脾气"和"秉性"，扬长避短，合理安排工作学习，让大脑更好、更愉快地为我们工作。

3. 损害大脑的不良习惯

长期饱食：可导致脑动脉硬化、脑早衰和智力减退等现象。

轻视早餐：不吃早餐使人的血糖低于正常供给，对大脑的营养供应不足，久之对大脑功能的发挥有害。

甜食过量：摄入甜食过量的儿童往往智商较低。这是因为减少对高

第十章 人体的"司令部"——神经系统

蛋白和多种维生素的摄入,导致机体营养不良,从而影响大脑发育。

长期吸烟:常年吸烟使脑组织呈现不同程度萎缩,易患老年性痴呆。

睡眠不足:大脑消除疲劳的主要方式是睡眠。长期睡眠不足或质量太差,只会加速脑细胞的衰退,聪明的人也会糊涂起来。

少言寡语:经常说富有逻辑的话可以促进大脑的发育,并有助于大脑功能的提升。经常与人交流、沟通也有助于思维逻辑的训练。

空气污染:大脑是全身耗氧量最大的器官,只有充足的氧气供应才能提高大脑工作效率。

蒙头睡觉:随着棉被中二氧化碳和水蒸气浓度升高,氧气浓度不断下降,长时间吸进潮湿而低氧的空气,会使脑细胞缺氧,功能减退。

不愿动脑:思考是锻炼大脑的最佳方法。不愿动脑的情况只能加快脑的退化,聪明人也会变得愚笨。

带病用脑:在身体不适或患疾病时,勉强坚持学习或工作,增加脑的负担,不仅效率低下,而且容易造成大脑损害。

抑郁症与精神分裂症

现实生活中,我们常混淆神经病和精神病,前者是指神经纤维本身的疾病,而后者则偏向神经系统的功能障碍。精神障碍是指因各种生物学、社会心理学因素使中枢神经系统功能失调,导致个体出现认识、情感、意志和行为等心理活动异常的疾病。

精神障碍可分为器质性精神障碍和情感性精神障碍:

器质性精神障碍是由中枢神经系统本身的疾病引发的,如阿尔茨海默病、帕金森病、多发性硬化、脑出血、脑肿瘤、脑内感染，这些疾病可造成中枢神经系统结构发生改变，功能发生异常，这时出现的精神症状是神经系统受损后表现的一个方面。

而情感性精神障碍往往找不到明确的神经系统器质性病变，发病与先天遗传、个性特征及体质因素、社会环境因素等相关。大多数精神障碍患者可有幻觉（感官感受到本不存在的事物）、错觉（感官扭曲事物本来的面貌）、妄想、情感障碍、喜怒无常、自言自语、行为怪异、意志减退等表现，但是精神障碍患者的自知力很差，通常不会承认自己有病，不会主动就医。

在青少年期，常见的精神障碍有焦虑、抑郁和精神分裂症等。本文简单介绍抑郁症和精神分裂症。

1. 抑郁症

抑郁症是以情感低落为核心的一种常见精神疾病，患者感到心情压抑、沮丧，对以往感兴趣的事物失去兴趣，没有快乐的感觉，出现主要的"三无症状"和"三自症状"。"三无"是指无望、无助和无价值，患者对生活失去希望，即便周围有很多朋友家属，也会有孤立无援的感觉，总觉得自己对家庭、对社会没有任何价值。"三自"是指自责、自罪和自杀，患者在生活或事业上过分夸大自己的过失或错误，甚至会因为小事认为自己犯了重大的罪过，觉得自己活着没意思而产生自杀的念头，部分严重患者在自杀欲念支配下进行自杀行为，可导致患者死亡。抑郁症是自杀率最高的精神疾病。抑郁症患者家属应提高警惕，患者随时可能有自杀的可能性。

除了以上主要症状，抑郁症还常有早醒性失眠、思维迟缓、注意力不集中、食欲减退、乏力、月经不调等障碍，部分患者还会出现幻觉、

第十章 人体的"司令部"——神经系统

妄想，患者可能会说听到有人说他的坏话（事实上没有任何人说话），命令他做这做那等等。

抑郁症患者的治疗需在专业医生指导下选择抗抑郁药物和心理治疗，不严重患者可考虑使用电休克治疗（以一定量电流通过患者头部，导致全身抽搐，而达到治疗疾病的目的）对于预防抑郁或者抑郁症患者的自我调整可以尝试以下：

第一，做自己感兴趣的事情。在事业上或生活中多播种，如果自己在某一方面失利，得不到成就感时，可以试着从其他方面获得，让自己的生活丰富，经常使自己快乐而自信。

第二，广交益友。多交一些可以互相倾诉的知心朋友，和朋友保持联络往来，经常一起出去逛逛玩玩，让愉悦的心态相互影响。

第三，避免服用会导致精神异常的药物。避免服用一些具有依赖性的兴奋剂，比如摇头丸、K粉等等。

2. 精神分裂症

精神分裂症多在青壮年发病，起病常常比较缓慢，可表现为感知、思维、情感、行为等多方面障碍，以精神活动与环境不协调为特征，一般情况下患者意识清楚，智能尚好，在疾病过程中大部分患者可以出现认知功能损害。

精神分裂症的核心症状包括：

（1）知觉障碍。精神分裂症患者最常出现的知觉障碍是听幻觉，幻觉是指在没有客观刺激作用于感觉器官的情况下，在相应的感觉器官所出现的知觉体验。听幻觉就是没有声音刺激作用于耳朵，而耳朵却听到了声音的存在。比如有的患者说听到外星人的谈话，听到有人议论他，命令他做事情等等。

（2）思维障碍。患者的思维联想和思维逻辑障碍，说出来的词语关联性差，主题不突出，段与段间没有明显的逻辑。另外还有一个重要的表现是妄想，一种在病理基础上产生的歪曲信念。患者可以在毫无根据的情况下坚信不同于集体所共有的观念，而此信念内容常与切身利益、个人需要和安全相关，比如患者坚信某人对他进行不利的活动（被害妄想），坚信自己被某异性钟情，即便被严词拒绝，仍然深信不疑（钟情妄想）。

（3）情感障碍。精神分裂情感障碍主要是情感的不协调。如患者在遇到伤心的事内心痛苦而表现出愉悦的表情（表情倒错），或者遇到伤心的事内心却有愉快的体验（情感倒错）等。

（4）意志和行为障碍。患者可以出现精神活动全面抑制而表现为不吃不喝、呼之不应、推之不动、大小便潴留等（木僵），也可以持续地重复单调的毫无目的动作（刻板动作），还可以无目的地做出古怪、愚蠢、幼稚的动作或表情（作态），对外界所有指令坚决拒绝，执行相反的行动以抵抗（违拗），在意识清楚的情况下不能用语言交流，只能以书面或动作对外交流（缄默）等等。

另外，精神分裂症也可以以思维贫乏、情感平淡或淡漠、意志活动减退为主要表现。患者病程中逐渐出现的认知功能障碍主要表现为智力减退、学习能力与记忆力、注意力下降、言语与运动协调性受损，患者对自己疾病的认识能力下降。

一旦确诊为精神分裂症就应立即积极治疗，目前精神分裂症主要以药物治疗为主，同时辅以心理支持、减少精神不良刺激和改善家庭社会环境。为减少复发，注意用药要规范，维持治疗疗程要足够长。精神分裂症的发病目前考虑与遗传、人体生理、心理和环境都有一定的关系。

第十章 人体的"司令部"——神经系统

精神分裂症患者生病前常有一些特殊的个性特征,如内向、孤僻、思维缺乏逻辑性、喜欢幻想等。对于青少年注意培养良好的性格,促进积极健康的心理成长至关重要。

脊　　髓

脊髓属于中枢神经的一部分,位于脊椎骨组成的椎管内,呈长圆柱状,全长41~45厘米。上端与颅内脑的延髓相连,下端呈圆锥形,终止于第一腰椎下缘(初生儿则平第三腰椎)。横断面上,脊髓由位于中央部的灰质和位于周围部的白质组成。和大脑类似,脊髓的灰质也是神经元胞体集中的地方,灰质内功能相同的神经细胞体集合一起称为神经核。

脊髓从两旁发出许多成对的神经(称为脊神经)分布到全身皮肤、肌肉和内脏器官。脊髓是周围神经与脑之间的通路。也是许多简单反射活动的低级中枢所在。脊髓和脊柱关系密切,脊柱外伤时,常合并脊髓损伤,严重脊髓损伤可引起下肢瘫痪、大小便失禁等。

脊髓是神经系统的重要组成部分,其活动受脑的控制;脊髓本身能完成许多反射活动,但也受到脑活动的影响。所以除了反射功能,脊髓还具有传导功能。来自四肢和躯干的各种感觉冲动,通过脊髓的上行纤维束,包括传导浅感觉,即传导面部以外的痛觉、温度觉和粗触觉的脊髓丘脑束、传导本体感觉和精细触觉的薄束和楔束等,以及脊髓小脑束的小脑本体感觉径路。这些传导径路将各种感觉冲动传达到脑,进行高级综合分析;脑的活动信息则通过脊髓的下行纤维束向下传递,包括执行传导随意运动的皮质脊髓束以及调整锥体系统的活动并调整肌张力、协调肌肉活动、维持姿势和习惯性动作，使动作协调、准确、免除震动和不必要附带动作的锥体外系统，通过锥体系统和锥体外系统，调整脊髓神经元的活动。

同时，脊髓里的神经中枢也是受大脑控制的，人能有意识地控制排便和排尿就是一个例证。以排尿为例，排尿是一种复杂的反射活动，当尿液在膀胱内积存到一定量时，就会刺激膀胱壁上的感受器，使感受器产生神经冲动；神经冲动经过传入神经传到脊髓的排尿中枢；同时，神经冲动经过神经纤维向上传到大脑，使人产生尿意。大脑还会综合分析排尿条件是否合宜，如果在适宜的外界环境下，大脑就会发出排尿的神经冲动，经过神经纤维传到脊髓的排尿中枢，神经冲动再沿着传出神经到膀胱壁逼尿肌，引起膀胱逼尿肌收缩，排出小便。如果外界环境不适宜（比如在课堂上），大脑就会暂时抑制脊髓中的排尿中枢而不排尿。

婴幼儿因大脑的发育尚未完善，对脊髓下级中枢的抑制能力较弱，所以排尿次数多，而且容易发生夜间遗尿现象。

周围神经系统

与脑和脊髓相连的神经是神经系统的周围部分，叫做周围神经系统，包括脑神经和脊神经。周围神经一端与中枢神经系统的脑或脊髓相连，另一端通过各种末梢装置与机体其他器官组织相联系。周围神经系统的主要功能为接受刺激，产生刺激，由脑发出的外周神经叫脑神经，共有12对，绝大部分分布在头部的感觉器官、皮肤和肌肉等处，只有一对很长的迷走神经沿颈部下行，分布在胸腔的大部分和腹腔的内脏器官上；由脊髓节段性发出的神经叫脊神经，共有31对，它在躯干、四

第十章 人体的"司令部"——神经系统

肢的皮肤和肌肉里的分布是很有规律的,上部的脊神经分布在颈部、上肢和躯干上部;下部的脊神经分布在下肢和躯干下部。脊神经可以调节躯干和四肢的感觉和运动。

脑 神 经

脑神经亦称"颅神经"。从脑发出左右成对的神经。共12对,依次为Ⅰ嗅神经、Ⅱ视神经、Ⅲ动眼神经、Ⅳ滑车神经、Ⅴ三叉神经、Ⅵ展神经、Ⅶ面神经、Ⅷ位听神经、Ⅸ舌咽神经、Ⅹ迷走神经、Ⅺ副神经和Ⅻ舌下神经。

各脑神经所含的神经纤维成分是不同的,按照所含的神经纤维成分和主管的功能不同脑神经分为三类:

一是感觉性的,包括第Ⅰ、Ⅱ、Ⅷ对,分别负责机体的嗅觉、视觉和听觉。

二是运动性的,包括第Ⅲ、Ⅳ、Ⅵ、Ⅺ、Ⅻ对;动眼神经、滑车神经和展神经作用于相应的眼肌,负责眼球各方向的运动。副神经支配胸锁乳突肌,负责转头、耸肩动作,舌下神经作用于舌肌负责舌的运动。

三是混合性的(既含有负责感觉又含有负责运动的神经纤维),包括Ⅴ、Ⅶ、Ⅸ、Ⅹ对。三叉神经主要负责颜面部和舌前2/3的一般感觉以及咀嚼肌的运动。

面神经主要支配面部表情肌和传导舌前2/3的味觉及支配舌下腺、下颌下腺和泪腺的分泌。舌咽神经主要负责舌后1/3的味觉,舌根及咽峡区的一般感觉,以及咽肌的收缩。迷走神经是脑神经中行程最长,分布范围最广的神经,支配呼吸、消化两个系统的绝大部分器官和心脏等器官的感觉、运动以及腺体的分泌。

脑神经的损伤可表现为其功能的障碍，反过来，我们可以根据人体机能的障碍反推定位受损的脑神经。比如说当眼球外展受限，向内斜视，就需要考虑外展神经受损的可能。

脊 神 经

脊髓节段性地从脊柱的椎间孔发出31对脊神经：8对颈神经，12对胸神经，5对腰神经，5对骶神经，1对尾神经。脊神经出椎间孔后立即分为前支和后支，此外，脊神经还分出一支很细小的脊膜返支，经椎间孔返入椎管，分布于脊髓膜。脊神经后支一般都较细小，按节段地分布于项、背、腰、骶部深层肌肉及皮肤。脊神经前支粗大，分布于躯干前外侧部和四肢的皮肤及肌肉。在人体除胸神经前支保持着明显的节段性分布外，其余脊神经的前支通常都先交织成丛，然后再分支分布。脊神经前支形成的丛有颈丛、臂丛、腰丛和骶丛。

颈丛由第1~4颈神经前支组成。它发出皮支和肌支。皮支分布到颈前部皮肤；肌支分布于颈部部分肌肉（颈部深肌）、舌骨下肌群和肩胛提肌；膈神经是颈丛最重要的分支，它由第3~5颈神经前支发出，下行穿经胸腔至膈肌，主要支配膈肌的运动以及心包、部分胸膜和腹膜的感觉。它的损伤会造成同侧的膈肌瘫痪，腹式呼吸减弱或消失，严重者可有窒息感。另外，膈神经受刺激时可发生呃逆。

臂丛由第5~8颈神经前支和第1胸神经前支的大部分组成。先位于颈根部，后伴锁骨下动脉经斜角肌间隙和锁骨后方进入腋窝。其间几经相互编织，可分为根、干、股、束四段，并发出许多分支，支配双侧

第十章 人体的"司令部"——神经系统

上肢的感觉和运动。

胸神经前支共 12 对,其中第 1~11 对胸神经前支位于相应的肋间隙中,称肋间神经;第 12 对胸神经前支位于第 12 肋下缘,叫肋下神经。下 6 对胸神经前支除支配相应的肋间肌及皮肤外,还支配腹前、外侧壁的肌肉和皮肤。

腰丛由第 12 胸神经前支的一部分,第 1~3 腰神经前支和第 4 腰神经前支的一部分组成。位于腰椎两侧,其主要分支有:股神经,支配股前群肌和肌前部、小腿内侧部和足内侧缘的皮肤。闭孔神经,支配股内收肌群及大腿内侧面的皮肤。

骶丛由第 4 腰神经前支的一部分与第 5 腰神经前支合成的腰骶干以及骶、尾神经的前支编织而成,位于骶骨和梨状肌前面,分支分布于会阴部、臀部、大腿后部、小腿和足的肌肉与皮肤。

脊神经从脊髓出来要穿越椎间孔,此间其前方是椎间盘和椎体,后方是椎间关节及黄韧带。脊柱的病变,如椎间盘脱出和椎骨骨折等常常可累及脊神经,出现相应的感觉和运动障碍。

神经系统作为人体的"司令部",其内部分工相当明确,脑作为"最高指挥官",发号施令。脊髓作为"传令官",向周围神经传递命令,偶尔也会自己发命令(当然有时是在脑无法发命令或被抑制的时候)。周围神经作为"司令部的特使"行使着传递命令给"基层群众",反馈信息给"上级领导"的任务。它们各司其职,分工明确,有条不紊地领导着整个人体。

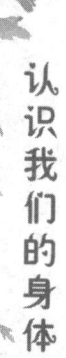

第十一章 新生命诞生的摇篮
——生殖系统

在自然界，生命的生殖系统是繁衍后代的基础，是种族延续的根源所在。对人类来说，宏观上人体生殖系统担负着人类种族在地球上的继续存在使命，但对个体来说，生殖系统则还有其他的意义。世界上男女有别，他们的差别主要体现在生殖系统结构及功能的差别上，但是男女生殖系统的宏观功能是一致的，那就是产生生殖细胞，分泌性激素和维持第二性征。

女性生殖系统

女性生殖系统由外生殖器官、内生殖器官及其相关组织（如血管、神经等）组成。

1. 女性外生殖器官

女性外生殖器官，又称外阴，指生殖系统体外可见的外露部分，包括阴阜、阴唇（大阴唇和小阴唇）、阴蒂和阴道前庭。

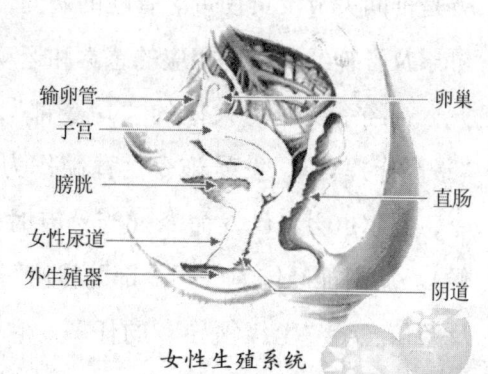

女性生殖系统

（1）阴阜：为耻骨联合前面隆起的外阴部分，由皮肤及很厚的脂肪层所构成。青春期阴阜皮肤上开始长出阴毛，阴毛是女性的第二性征之一，其分布呈尖端向下的倒三角形。阴毛的多少、疏密、粗细因个体

第十一章 新生命诞生的摇篮——生殖系统

及种族等多种因素而有所差异。进入老年期后,阴毛逐渐脱落,变得稀少。阴阜皮下丰富的脂肪组织和皮肤上的阴毛,在性交时起支撑和减震缓冲作用。

(2)阴唇:由大阴唇与小阴唇组成,位于阴道口和尿道口外,就像两层"关卡"保护着阴道口和尿道口免受污染。

大阴唇为外阴两侧、靠近大腿内侧的一对长圆形隆起的皮肤皱襞。大阴唇外侧面皮肤有色素沉着,上有阴毛;内侧面淡粉红色,类似黏膜,上无阴毛。在女性的儿童期,两片大阴唇紧紧相合,中间稍有缝隙。青春期开始后,大阴唇外侧开始长出阴毛,内侧平滑、潮润。步入青春期后,在阴唇的内侧会长出些微突起的小点,这是油脂腺。这些腺体分泌出油脂,以维持这一部位的润滑。成年未婚妇女和肥胖妇女的两侧大阴唇自然合拢,遮盖着小阴唇、阴道口及尿道口。

小阴唇为一对纵长的皮肤黏膜皱襞,位于两侧大阴唇之间。小阴唇柔软、无皮下脂肪,表面湿润、光滑无毛。黏膜下有丰富的神经分布,因此感觉十分敏锐,是性敏感区之一。儿童时期小阴唇不明显,青春期开始增大。未婚及已婚未产女性的小阴唇是闭合的,起着保护内部器官的作用。

每个女子的阴唇,都不完全一样,大部分女子的大阴唇比小阴唇大些,但也有例外,个别人小阴唇反而较大阴唇为大,或者两片阴唇大小不等,这都属于正常现象,不会影响性生活和生殖机能。有些人可能会因小阴唇突出于外而引起牵扯,造成阴部的不舒服,应注意尽量穿宽松的内衣裤。

(3)阴蒂:又称阴核。位于两侧小阴唇之间的顶端,是两侧大阴唇的上端会合点。是一个圆柱状的小器官,被阴蒂包皮包绕,长约4厘米，就如同退化了的男性阴茎，有丰富的静脉丛，又有丰富的神经末梢，故感觉敏锐，受伤后易出血。阴蒂虽在外生殖器部位，但它不具有生殖功能，而是最重要的性敏感部位。

（4）阴道前庭：是两侧小阴唇之间的菱形区。在此区域内主要有前庭球、前庭大腺、尿道口、阴道口以及处女膜。前庭球和前庭大腺对性刺激敏感。尿道口位于阴蒂头后下方，阴道口的前方，是尿液排出体外的出口，也是泌尿系统与外界相通的窗户，若不注意这里的清洁卫生，就有可能为细菌侵入泌尿系统提供可乘之机。

（5）阴道口及处女膜：阴道口位于尿道口后方，其周缘覆有一层较薄的黏膜，即处女膜。处女膜有一孔，多在中央，月经就是通过这一小孔排出体外。处女膜孔的形状、大小及膜的厚薄因人而异。少数女性天生没有处女膜，而另外还有少数女性处女膜上没有孔隙，是民间所称"石女"的一种，医学上称为处女膜闭锁，这种情况使得女性在经期经血无法排出，常在青春期发现月经迟来，并伴有小腹周期性疼痛，这常需要手术切开处女膜。

青春期前，女性的生殖器官尚未发育完善，抵抗病菌的能力弱，这时的处女膜较厚，可防止外界不洁的东西进入阴道，起到保护女性生殖系统的作用。青春期后，女性的生殖器官逐渐发育完善，并逐渐具有抵抗细菌入侵的作用，这时处女膜逐渐变得薄弱，也就失去了这一作用。所以，对于青春期前的女性，处女膜破裂后可能增加生殖系统的感染几率；而对于发育成熟的女性来说，处女膜已经不再具有什么生理功能了。

处女膜可因性交、剧烈运动（如跳高、骑马、武术等）、阴道用药、某些繁重的体力劳动等原因而破裂，幼年无知，将异物塞入阴道以

第十一章　新生命诞生的摇篮——生殖系统

及手淫等，也会使处女膜破裂。处女膜也受分娩影响，产后仅留有处女膜痕，如果是剖腹产分娩的，因婴儿是从下腹部切口处娩出，不通过阴道，则处女膜仍保持婚后的形状。

2. 女性内生殖器官

女性内生殖器官是生殖系统体内不可见的部分，包括阴道、子宫、输卵管及卵巢，其中输卵管和卵巢合称为子宫附件。

（1）阴道：阴道是一富有伸展性的肌性管道，连接子宫和外生殖器，它的上端包绕子宫，下端就是阴道口。阴道壁借助于阴道上皮分泌液、宫颈黏液和子宫内膜分泌可保持温润状态。阴道经常处于前后壁相接触的塌陷状态。它是女性性交器官，也是经排出和胎儿娩出的通道，另外，阴道还是妇科检查的重要"窗口"，通过对阴道的窥查以及触诊，妇科医生就可以了解妇科疾病的大致情况。

（2）子宫：子宫为呈倒置扁梨形的一含腔器官，位于盆腔中部，膀胱与直肠之间，下端（子宫颈）插入阴道的上部，顶部两侧与输卵管相通，是月经血的源头，也是胎儿发育生长的场所。它的固定主要是依靠盆膈和阴道的承托和韧带的牵引。正常成年未孕女性子宫呈前倾前屈位，子宫平均的长、宽、厚分别为7厘米、5厘米、3厘米，子宫腔容量约5毫升，孕期子宫重量增加约20倍，体积可以扩张甚至千倍。子宫体体壁由三层组织组成，由内而外分别是子宫内膜、肌层和浆膜层。子宫内膜可分为浅表的功能膜和深部的基底层，功能层较厚，约占内膜厚度的4/5，基底层较薄较致密，约占1/5，月经来潮时，功能层剥脱，而基底层不可剥脱。

（3）输卵管：位于人体的盆腔内，一般有两条——左、右输卵管，各位于子宫一侧。它们从子宫角伸向外，末端覆盖于卵巢，实际上通向腹腔，所以女性的腹腔是与外界相通的。卵巢排泌的卵子被输卵管末端拾取，向子宫输送，若遇上精子，则就在输卵管处完成受精的过程。受精卵形成后再被送往子宫，在那里定植发育。

（4）卵巢：卵巢位于子宫底的后外侧，与盆腔侧壁相接，左右各一，呈扁平的椭圆形。幼女者表面平滑，性成熟后，由于卵泡的膨大和排卵后结瘢，致使其表面往往凹凸不平。卵巢的大小和形状，均因年龄不同而异。在同一人，左右卵巢并不一致，一般左侧大于右侧。35～45岁卵巢开始逐渐缩小，到绝经期以后，卵巢可逐渐缩小到原体积的1/2。通常成人卵巢的大小，相当于本人拇指指头大小。绝经后卵巢萎缩变小变硬。

卵巢具有产卵，排卵的生殖功能以及合成和分泌激素的内分泌功能：

• 产卵和排卵的功能：女婴刚出生时每个卵巢中约有75万个原始卵泡，随着年龄的增长，绝大部分原始卵泡逐渐解体而消失。从青春期开始，每月都有一定数量的卵泡生长发育，但通常只有一个卵泡发育成熟，逐渐移行到卵巢表面，最后经卵巢表面排出，即排卵。妇女一生中只有400～500个卵泡能发育成熟，排卵多发生在两次月经中间，一般在下次月经来潮前14天左右，卵泡可由两侧卵巢轮流排出也可由一侧卵巢连续排出。

• 合成和分泌激素功能：卵巢主要合成及分泌两种女性激素，即雌激素和孕激素，同时也合成并分泌少量雄激素。

卵巢是分泌雌激素的主要器官，此外，睾丸、胎盘和肾上腺也能分泌少量雌激素。雌激素促使青春期女性生殖器官阴道、子宫、输卵管等发育成熟，还能刺激并维持乳房发育、促使骨盆宽大、臀部肥厚、音调

第十一章 新生命诞生的摇篮——生殖系统

高、脂肪丰满和毛发分布等女性第二性征。雌激素还可促进输卵管的蠕动，以利于受精卵向子宫内运行。月经周期及妊娠期间，雌激素还能促进子宫肌增厚，子宫内膜增殖。子宫颈腺体分泌增加，以利于精子的通过。它与孕激素密切配合，调节正常月经周期及维持正常妊娠。另外，雌激素对代谢有一定的影响，它能促进肾小管对钠的重吸收，同时增加肾小管对抗利尿素的敏感性，因此具有保钠、保水作用，而增加血量和细胞外液。某些妇女月经期前浮肿可能与此有关。

一般说来，孕激素往往是在雌激素作用的基础上发生作用的。它可使子宫内膜细胞体积进一步增大，进入分泌期，以利于受精卵的着床。能促使乳腺进一步发育成熟，为怀孕后分泌乳汁准备条件。妊娠期间，孕激素可降低子宫肌的兴奋性和对催产素的敏感性，使子宫安静，故有安胎作用。另外，女性的体温随月经周期有一定的波动规律，通常排卵后数天的体温会升高，现认为体温的升高与孕激素的代谢产物有关系。

卵巢能分泌少量雄激素——睾酮，雄激素是合成雌激素的前体，在体内可经转化成雌激素，是维持女性正常生殖功能的重要激素，亦可能与女性性欲及阴毛、腋毛的生长分布有关。

女性生殖系统的护理

1. 坚持低脂肪饮食，要多喝水、多吃新鲜蔬菜、水果，忌食辛辣、酒类、冰冻等食品。

2. 清洗用具专人专用。清洗用具在使用前要洗净，毛巾使用后要晒干或在通风处晾干，最好在太阳下曝晒，有利于杀菌消毒。

3. 用温水清洗外阴部，清洗时不要使用碱性大的肥皂或刺激性的化学物质，以免改变阴道的正常酸性环境，反而不利于消灭细菌。

4. 大便后用手纸由前向后揩拭干净，小便宜由后向前擦拭，并最好养成用温水清洗肛门的习惯。若不揩净，肛门口留有粪渍，污染了内裤，粪渍内含有的肠道细菌会趁机进入阴道，引起生殖系统炎症。

5. 坚持锻炼，加强腰腹肌力量对保持身材、预防盆腔炎等各种妇科病有很大作用。

6. 月经期间，正确使用消毒后的卫生纸、卫生巾，勤洗、勤换内裤，内裤洗后要放在日光下晒；睡前可用温热清水洗外阴。

7. 穿棉质或纯丝质内裤，尽量避免穿尼龙、合成纤维质料的内裤。保证通风、透气。尽量少穿紧身牛仔裤和弹力裤。

8. 游泳、桑拿、洗浴时要特别注意卫生，避免交叉感染。

9. 不要擅自盲目滥用抗生素和激素，那会导致正常菌群失调而患上霉菌性阴道炎。

10. 注意观察月经、白带是否正常。如发现白带增多，有异味，经期出血异常等不同于平常的话，要及时就医，进行相应的检查及治疗。

11. 月经期不性交，不进行剧烈运动和游泳。

12. 性生活过早，或性生活不洁（如性伴侣过多）都是增加生殖系统疾病的不良因素，甚至是宫颈癌等生殖系统癌症的危险因素之一。避免意外受孕，流产对女性伤害很大，可能导致盆腔炎、子宫内膜异位症等疾病，还可能造成反复流产，甚至有致终身不孕的危险。

痛　　经

青春期的女子由于卵巢分泌的性激素作用使子宫内膜发生周期性变

第十一章　新生命诞生的摇篮——生殖系统

化，每月脱落一次，脱落的黏膜和血液经阴道排出体外，这种流血现象，就是月经。因多数人是每月出现一次而称为月经。第一次来月经称为月经初潮，它是青春期到来的重要标志之一。也标志着子宫发育基本成熟。月经期间，子宫处于向外界"开放"的状态，给形形色色病原微生物（如细菌、病毒等）的偷袭提供了潜在的机会，因此需要格外注意经期卫生。

部分女性在经期前后或者行经期间会出现下腹部痉挛性疼痛及腰部疼痛，并伴有全身不适（如头晕目眩，恶心呕吐，四肢不温，乏力等），影响工作及生活，我们称此为痛经。痛经与月经周期密切相关是痛经的特点。痛经现象的出现部分是因为女性生殖系统发生了异常造成的，我们称之为继发性痛经；还有一部分痛经找不到具体的病变，原因不清楚，我们称之为原发性痛经。

继发性痛经的常见原因有：子宫内膜异位症（有功能的子宫内膜在子宫腔以外的部位存在，致所在部位出血疼痛）、子宫腺肌症（子宫内膜长入子宫肌层）、子宫肌瘤、盆腔炎等等。原发性痛经原因尚不完全清楚，常常发生在青春期初潮不久后，可能由于子宫肌肉痉挛性收缩导致，与子宫颈管狭窄（月经血外流不畅、淤积）、子宫发育不良（血液供应异常致子宫缺氧缺血）、子宫位置异常、精神心理因素等有关。

对于长期痛经的妇女应高度警惕妇科疾病的可能，最好找妇科医生进行双合诊、肛诊等专科检查，结合白带常规、腹盆部 B 超、子宫输卵管造影、诊断刮宫以及宫腔镜、腹腔镜等辅助检查尽快明确病因，进行病因治疗。

如果进行多项检查都没有发现器质性病变，考虑原发性痛经的话，首先，需要调整自己的心理状态，不要给自己太大的压力，注意生活规

认识我们的身体

律，保证营养和充足的睡眠；经期避免久坐和剧烈运动，避免进食生冷食物，衣服适度，避免受凉感冒，保持室内空气清新。其次，可以辅以避孕片、前列腺素合成抑制剂（如芬必得）、维生素等药物治疗，但每个人的身体特质和需要是不同的，最好在专业医师的指导下使用。另外，我国传统的中医疗法对女性原发性痛经有特殊的疗效。

男性生殖系统

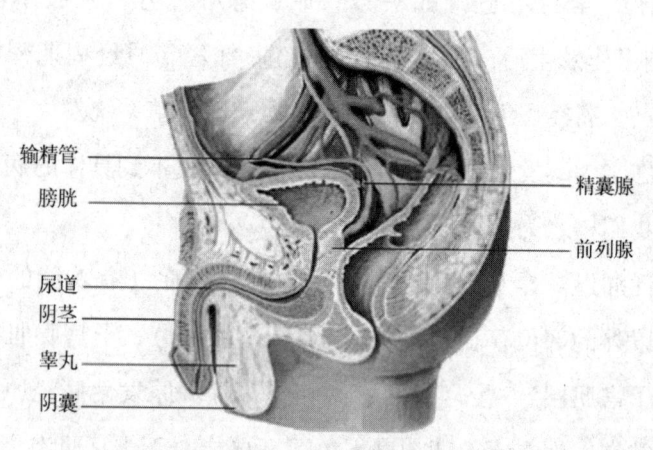

男性生殖系统图示（标注：输精管、膀胱、尿道、阴茎、睾丸、阴囊、精囊腺、前列腺）

男性生殖系统

男性生殖系统也主要包括外生殖器官和内生殖器官两个部分。

1. 男性外生殖器官

男性外生殖器官包括阴茎和阴囊。

（1）阴茎：又称阳具，是男子的排泄尿液和性交的器官。阴茎由两个阴茎海绵体和一个尿道海绵体，外面包以筋膜和皮肤而构成。尿道海绵体包绕尿道，前端膨大即阴茎头，后端膨大形成尿道球。阴茎海绵体在尿道海绵体前外方。海绵体内部由结缔组织和平滑肌组成支架，形成的腔隙与血管相通，当这些腔隙内充满血液时，阴茎即变粗变硬而勃起。

第十一章 新生命诞生的摇篮——生殖系统

海绵体根部附着肌肉，可以协助排尿及射精。正如人有高矮胖瘦之别，阴茎的尺寸也各不相同。亚洲人种阴茎勃起时 7 厘米至 16 厘米都是正常的。一般医学上认为，男性阴茎长度大于 5 厘米即可行使正常性功能。

在大体结构上，阴茎可分为头、体和根三部分，后端为阴茎根，藏于阴囊和会阴部皮肤的深面，为固定部。中部为阴茎体，呈圆柱形，以韧带悬于耻骨联合的前下方，为可动部。阴茎前端的膨大部分为阴茎头，头的顶端有竖立位的较狭窄的尿道外口。头后较细的部分为阴茎颈。阴茎体部至颈部皮肤游离向前形成包绕阴茎头部的环形皱襞称为阴茎包皮。幼儿的包皮较长，包裹着整个阴茎头，包皮口也小。随着年龄的增长，包皮逐渐退缩，包皮口也逐渐扩大。若包皮盖住尿道外口，但能够上翻露出尿道外口和阴茎头时，称为包皮过长。若包皮口过小，包皮完全包着阴茎头而不能翻开时，称为包茎。这两种情况下，包皮腔内容易藏污纳垢，造成炎症，反复的炎症刺激可能是诱发阴茎癌的一个因素。犹太人的男婴出生后即行包皮环切术，据统计他们患阴茎癌的比例明显少于其他国家。

(2) 阴囊：位于阴茎后面，是一个薄而柔软的皮囊，囊中间有一隔将阴囊分为左右两室，每个室内容纳有睾丸、附睾、输精管。阴囊上有很多皱折，能收缩和扩张，调节睾丸周围的温度。男性阴囊内温度比体温低 1.5～2 摄氏度，这一低温环境有利于睾丸中精子的发育和生存。当体温升高时，阴囊舒张，便于降低阴囊骨的温度；当体温降低时，阴囊收缩，以保存阴囊内的温度。

睾丸与附睾在胚胎初期位于腹腔后壁肾脏下方，直到降生前不久才经腹股沟降入阴囊内。如果男孩出生后，睾丸一直不能从腹腔下降至阴囊内，称为隐睾症，这时在阴囊内不能摸到睾丸或者只摸到一个。因腹腔及腹股沟内温度较高，不适于精子发育，未下降的睾丸本身也可能发育不全，是导致不育的重要原因，这种情况往往需要手术治疗。

2. 男性内生殖器官

男性内生殖器官由生殖腺（睾丸）、输精管道（附睾、输精管、射精管和尿道）和附属腺（精囊腺、前列腺、尿道球腺）组成。

（1）生殖腺（睾丸）：睾丸是位于阴囊内的扁椭圆体，表面光滑，左右各一。

睾丸是产生男性生殖细胞精子的场所，也是分泌雄性激素的重要器官。睾丸随着性成熟迅速生长，老年人的睾丸随着性机能的衰退而萎缩变小。成人睾丸长3.5～4.5厘米，宽2～3厘米，厚1～2厘米，每侧睾丸重10～15克。一般左侧者比右侧者低约1厘米。有的人睾丸一大一小，一高一低，如果差别不大，都属于正常。男性生殖器官成熟后，睾丸即可产生精子，一个人一生中产生的精子数目大得惊人，一次射精3～4毫升，含有3亿～4亿个精子，少则也有1亿～2亿个；一生中产生的精子数竟可达1万亿个以上。睾丸生成的精子贮存在附睾中，射精时，精子随精浆一同排出。如果没有射精，精子贮存到一定时间后，就会被分解然后被组织吸收。精子的产生易受温度等多种因素的影响，如果睾丸周围温度过高或受到化学毒物的影响，精子的产生将出现障碍。

睾丸也可以产生雄激素，自青春期开始分泌增多，老年时减少，但可维持终生。雄激素与男性第二性征、生理功能等密切相关，它可刺激男性生殖器官的发育，并维持成熟状态；作用于曲精小管，有助于精子的生成与成熟；刺激胡须、腋毛、阴毛等第二性征出现，并保持正常状态；维持正常性功能；刺激红细胞的生成及长骨的生长；参与机体代谢活动，促进肌肉、骨骼、生殖器官等部位的蛋白质合成。

第十一章 新生命诞生的摇篮——生殖系统

(2) 输精管道(附睾、输精管、射精管和尿道)

● 附睾:在精囊内,附睾位于睾丸后外侧,是一个由许多曲折、细小的管子构成的器官,一边连接睾丸出口,一边连接输精管,精子离开睾丸,进入附睾里,在此贮存、发育成熟并具有活力。附睾管壁上皮分泌物,如某些激素、酶、特异物质等,可以为精子生长提供营养。

● 输精管:呈紧硬圆索状,长约40厘米。输精管行程较长,从阴囊到外部皮下,再通过腹股沟管入腹腔和盆腔,在膀胱底的后面精囊腺的内侧,膨大形成输精管壶腹,其末端变细,与精囊腺的排泄管合成射精管。

● 射精管:射精管长约2厘米,穿通道列腺实质,开口于包裹在前列腺里的尿道。

● 尿道:男性尿道是排出尿液和精液的共同通路,成人长约18厘米。男性尿道可分为三部:前列腺部(穿过前列腺的部分)、膜部(穿过尿生殖膈的部分,长约1.2厘米)和海绵体部(穿过尿道海绵体的部分),临床上将前列腺部和膜部全称为后尿道,海绵体部称为前尿道。精液通过射精管后排入尿道,再由尿道排出体外。

(3) 附属腺(精囊腺、前列腺、尿道球腺)

● 精囊腺:是位于前列腺上方的一对扁椭圆形囊状小腺体,其排泄管与输精管末端合成射精管。虽然精囊腺只有花生大小,但是很能干,它分泌的精囊液占精液的65%,精囊液可使精液液化,同时精囊液中还含有丰富的果酸,是精子运动时所需要的极佳营养物质。

● 前列腺:位于膀胱和尿生殖膈之间,呈栗子形,包绕着一段尿道。前列腺可以分泌前列腺液入尿道,中和射精后精子遇到的酸性液体,从而保证精子的活动和受精能力。前列腺液是精浆的重要组成成分，约占精浆的20%。另外，前列腺还可以分泌前列腺素，具有运送精子等功能。

● 尿道球腺：埋藏在尿生殖膈内，如豌豆状，开口于尿道海绵体部。该腺体分泌蛋清样碱性液体，排入尿道球部，参与精液组成。

男性生殖系统的护理

适度清洁是保障男性生殖系统健康的有效手段。清洁卫生工作不够或过多，都不利于男性生殖系统健康。清洁不够容易导致炎症，尤其是包皮过长者，要经常清除包皮垢，否则不但对自己有害，甚至有可能把这些不洁物质和微生物传播给别人。而清洁过度又可能破坏自身防御系统，使细菌容易进入体内。

对男性生殖系统健康与否的判断，需要对正常状况的了解以及对自身状况的关注。专家建议，男性应定期自检，当发现有以下症状时，应及时就医：如果在阴囊内没有发现质韧、椭球状的睾丸或者只有一个睾丸时，皮肤或黏膜出现损害，包括在生殖部位以及手、眼睑、口唇、舌、咽喉等处出现红斑、丘疹、硬结、水泡及溃疡等；尿路不适，如尿道部分有灼热感，尿道内流出异常的分泌物，或者出现尿频、尿急、尿痛、排尿困难、无尿以及尿中带血等症状及腹股沟淋巴结肿大等。

射精与遗精

男性生殖器官成熟后，睾丸可产生精子，在通过生殖管道过程中联同生殖腺分泌的浆液一起称为精液。正常的精液呈乳白色、淡黄色或者

第十一章 新生命诞生的摇篮——生殖系统

无色，每毫升精液中的精子数一般在6千万至2亿个。男性通过生殖系统各部分的一系列协调动作，由阴茎射出精液的过程极为射精。

遗精是指在没有性交或手淫的情况下，精液自行泄出的现象。夜间睡梦中发生的射精称梦遗，清醒状态下在没有性交刺激或自慰时自发发生的射精称滑精。从本质上来讲二者没有大区别。遗精不像月经，没有规律可言，大约90%以上的男性都有过遗精，而绝大多数遗精都是正常的性生理现象。

男生进入青春期（约从13～15岁开始）后，性器官发育加快，胡须、阴毛等第二性征开始出现，睾丸开始不断产生精子，精囊腺和前列腺产生精囊液和前列腺液（二者排入射精管合称精浆），精子和精浆混合组成精液，精液在体内不断积聚，达到一定程度时，会在精神神经因素的调节下，通过遗精的方式排出体外，这就是常说的"精满自溢"。遗精是青春期开始的标志。未婚男子每月遗精1～2次或偶尔稍多几次，都属于正常现象，不必抱有太大的心理压力。另外，精液中精子只占0.1%，大部分成分都是水，其中所含的蛋白、果糖、胆固醇、无机盐、维生素等营养物质含量微乎其微，这些微小的丢失是不会影响到健康的。

通常在结婚后有了正常规律的夫妻性生活，遗精次数会逐渐减少甚至停止。如果婚后有正常的性生活，每个月还会发生较多的遗精，就需要分析一下具体原因。身体过于虚弱、过于沉湎于性刺激（如经常阅读色情小说、看黄色电影等）、夫妻分居都会造成遗精现象的发生，另外，如果患有包皮过长、包茎、尿道炎、精囊炎、前列腺炎等泌尿生殖器官疾病，局部炎症可刺激病变器官充血水肿，腺体分泌增多，阴茎在睡眠中自动勃起引起遗精。正常遗精时阴茎勃起功能正常，而病理性遗精时阴茎勃起不坚，或根本不能勃起，遗精后常有精神疲惫，腰膝酸软，头晕耳鸣等不适，中老年和身体虚弱的人多见。出现这些异常情况时就需要寻找专业人士给予相应的指导治疗。

新生命的诞生

受精是精子和卵子（卵细胞）相互融合、形成受精卵的复杂过程，受精卵的形成标志着一个新生命的开始。精子是由男性生殖器官睾丸产生的生殖细胞，卵子则是由女性卵巢周期性排出的生殖细胞。

通过性交而射精使精子射入阴道后，成群的精子沿女性生殖道向上经过阴道、子宫移送到输卵管，在运行过程中经过子宫、输卵管肌肉的收缩运动，大批精子失去活力而衰亡，最后只有20~200个左右的精子到达卵细胞的周围。精子一旦进入女性生殖道即经历成熟变化并存活2天左右。女性在每个月经周期（平均28天左右）一般情况下排出一个卵子，卵子从卵巢排出后经输卵管伞部到达输卵管和峡部的连接点处（输卵管壶腹部），并停留在壶腹部，在这里如果遇上精子，就在这里受精，人类卵细胞与精子结合的部位大多都是在输卵管壶腹部。当一个活动的精子进入一个卵子的透明带（包绕卵母细胞的部分结构）时，受精过程即开始，到卵原核和精原核的染色体融合在一起时，则标志着受精过程的完成。当一个精子进入卵细胞后会造成透明带结构改变，从而抑制其他精子穿入，从而保证一个卵细胞与一个精子的结合。

精子和卵子各含有23条染色体，人一半的遗传物质，经过受精形成受精卵后，即恢复46条染色体。这样，新的个体含有父母双方各一半的遗传物质。

第十一章　新生命诞生的摇篮——生殖系统

受精卵形成后，由输卵管转移到子宫中，通常定植在子宫后壁上方，我们称此过程为着床，在子宫这一温床里，一个小生命就开始了自己的发育成长过程。受精卵在子宫内膜里，得到子宫内膜腺体分泌的营养，就犹如种子置在肥沃、潮湿、疏松的土壤里，得到它生长发育所需要的营养，受精卵不断地生长和发育，成为胎儿，大约经过280天，胎儿逐渐发育成熟，就与母体分离，经阴道分娩，呱呱坠地。

处于生育年龄的妇女（月经来潮后至绝经前），没有采取避孕措施而进行性生活后，一旦月经过期10日以上（适合于平素月经规律的女性），应考虑到怀孕的可能性，停经8周以上怀孕的可能性更大。不过，虽然停经是怀孕最早和最重要的表现，但停经不一定就是怀孕。还应结合相应伴随的症状和相关检查结果加以证实。

早孕反应：怀孕早期体内内分泌发生改变，胃肠功能紊乱，6周后常常出现头晕、乏力、嗜睡、食欲不振、厌食油腻、恶心、晨起呕吐等，症状的严重程度和持续时间因人而异，但通常在12周后这些症状渐渐消失。

尿频：由于盆腔里逐渐增大的子宫压迫到前方的膀胱，致使膀胱容量变小，并使膀胱充血刺激而发生尿频。一般12周后随子宫进入腹腔症状缓解。

乳房变化：怀孕早期在雌激素、孕激素作用下乳腺腺管发育，脂肪沉积，并在复杂的神经内分泌调节下乳房增大、肿胀疼痛，乳头、乳晕颜色加深，乳头周围可有结节。

如果出现上述变化，应去医院作相关检查进行确证。妇科检查常能发现阴道、子宫颈变软，并呈蓝紫色，子宫体也较正常子宫增大变软。尿妊娠试验是最简单而常用的辅助方法。取少量尿液标本，用试纸检测

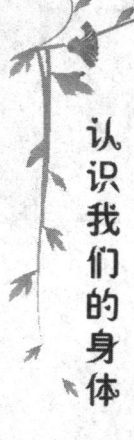

尿液中的 HCG（怀孕后血液和尿中出现的一种激素），如果阳性，结合前面的症状和体征基本可以确诊。另外还可行 B 超、宫颈黏液检查等加以证实。

如何有效避孕

孕育新生命固然是一件美好而神圣的事情，但这应是成年男女在生理、心理、社会经济等各方面条件均具备之后完成的人类使命。在未成年时期，如果由于好奇、冲动等过早地偷尝禁果，不仅不利于双方的学习和成长，还会对男女身心都带来很大伤害，比如，性生活过早是导致宫颈癌的危险因素之一，意外妊娠（即怀孕）带来的后果更是骇人听闻，意外妊娠的终止（人工流产、药物流产）对女性身体伤害很大，甚至可能导致子宫破裂、终身不孕、失血过多致死等严重后果。对已婚人士来说，性生活不只是生孩子的专利，享受性生活的乐趣是常有的事，避孕也就被纳入考虑之中。

避孕是应用科学的原理阻止精子与卵子相遇，使女性暂时不能受孕的方法。常用的避孕方法有：

1. 使用男性避孕套，女性口服避孕药物、安全期避孕、皮下埋植避孕剂避孕、外用避孕药、紧急避孕、输卵管结扎、输精管结扎等等。

2. 对于口服药物、皮下埋植避孕剂，不是所有人都可以使用，一些患有高血压、肝炎、心脏病等特殊疾病的人群是不适合的，需遵照医生的指示。

3. 安全期避孕对月经周期很规则的人适用，对不规则的人是不准确的。合理避孕需要根据自身的健康状况和需要选择合适的避孕方法。

第十二章　奇妙的感受器——眼、耳、鼻、舌、皮肤

我们和我们生活的环境密不可分，对环境的适应是我们生存的前提，适应的基础是对环境的感知，而对外界环境的感知依赖于身体的感受器：眼、耳、鼻、舌及皮肤。借助于这些奇妙的感受器，我们得以观尽自然的千姿百态，得以倾听世界的喧嚣，得以闻遍百艳的芬芳，得以尝试美食的酸甜苦辣，得以感知气候的冷暖……

眼

眼睛是人体感受器中最重要的器官，被誉为"心灵的窗户"，大脑中约有80%的知识和记忆都是通过眼睛获取的。眼睛不仅能够辨识图案，还能分辨出不同的色彩，在日常生活中发挥着重要的作用。

人的眼睛近似球形，正常成年人眼的前后径平均为24毫米，垂直径约23毫米，是由眼球、视路和眼的附属器三部分组成。

眼球又分为眼球壁及眼球内容物两部分。

眼球壁分为外、中、内三层。

人的眼睛结构

1. 外层是由前1/6透明的角膜和后5/6白色的巩膜所构成。眼球外层起着维持眼球形状和保护眼内组织的作用。

角膜是眼球前部的透明部分，略呈椭圆形，横径为11.5~12毫米，垂直径为10.5~11毫米，角膜中央厚0.5~0.57毫米，周边厚1.0毫米。角膜内没有血管，良好的透明性利于光影信息的穿透，角膜前方有一层由泪液形成的薄薄的泪液膜，能够防止角膜干燥、保持角膜的平滑和光学特性。角膜上皮内含有丰富的神经末梢，感觉十分敏锐，说人的"眼睛里容不下一粒沙子"实际上是有一定依据的。角膜是光线进入眼内的主要途径，它除了对眼内部结构起到保护作用外，还是重要的屈光介质，并且是测定人体知觉的重要部位，昏迷病人的角膜反射往往是消失的。巩膜（俗称"眼白"）是由致密交错的纤维组成，呈瓷白色，不透明，质地坚韧。它主要的功能是维持眼球外形，保护眼内组织以稳定视力。

2. 中层又称葡萄膜或色素膜，具有丰富的色素和血管，主要功能是营养眼球。从前至后分为虹膜、睫状体和脉络膜三部分。虹膜是葡萄膜最前的部分，呈圆盘状，中央有一小孔即瞳孔，直径约2.5~4毫米。虹膜的肌肉控制着瞳孔的大小，调节进入眼内的光线，有利于视网膜成像并减少有害光线损伤视网膜。正常情况下，人从暗处到明处，虹膜肌肉的作用会使瞳孔缩小，以减少光刺激；从明处到暗处则相反。不同种族人的虹膜颜色不同，是由虹膜中黑色素细胞及色素的量决定。睫状体前接虹膜根部，后接脉络膜，内侧则通过悬韧带与晶状体赤道部相连，通过睫状肌的收缩改变晶状体形态，使眼睛不论视远视近时都能产生清晰的图像。同时睫状体还能分泌和回流房水，以营养眼内部结构和调节眼压。脉络膜的毛细血管是全身含血量最丰富的部位，除营养视网膜外

第十二章 奇妙的感受器——眼、耳、鼻、舌、皮肤

层外，其内丰富的色素还能起到遮光暗房的作用。

3. 内层为视网膜，是视觉形成的神经信息传递的第一站。视网膜的视轴正对终点为黄斑区，其中央有一小凹，称为黄斑中心凹，是视网膜上视觉最敏锐的特殊区域。黄斑鼻侧约3毫米处有一直径为1.5毫米边界清楚的淡红色圆盘状结构，称为视乳头（视盘），是视网膜视觉纤维汇集向视觉中枢传递的出眼球部位，此处没有感光细胞，故无视觉产生，在视野中形成生理盲点。

眼内容物包括房水、晶状体和玻璃体。三者均为透明结构，与角膜一起共称为屈光介质。

房水由睫状突无色素上皮细胞产生，主要功能是营养角膜、晶状体和玻璃体，维持眼内压，保持眼内部结构的完整性和光学透明性。晶状体为富有弹性，形如双凸透镜的透明体，借晶状体悬韧带与睫状体连接，固定于虹膜之后、玻璃体之前。直径约9~10毫米，厚4~5毫米。其主要功能是充当双凸透镜，使进入眼内的光线折射成像，此外，眼的调节功能也主要靠晶状体来完成。通常所说的"白内障"即是晶状体发生浑浊，造成视物模糊。玻璃体为透明的胶质体，充满眼球后4/5的空腔内。主要成分为水，具有屈光和支撑视网膜的作用。

视路是指视觉纤维由视网膜到达大脑皮质视觉中枢的传导通路。包括了视神经、视交叉、视束、外侧膝状体、视放射和视皮质。上述通路具有较高的协同性，因此视功能的异常往往可以定位于特定的部位。

眼附属器

眼的附属器包括眼睑、结膜、泪器、眼外肌和眼眶。

眼睑分上睑和下睑，上下睑间的裂隙称睑裂，眼睑游离缘称睑缘。两睑相连接处，分别称为内眦及外眦。内眦处有肉状隆起称为泪阜。上

下睑缘的内侧各有一有孔的乳头状突起，称泪点，为泪小管的开口，眼泪可通过泪小管流入鼻腔。眼睑的生理功能主要是保护眼球。眨眼睛可使泪液均匀润湿眼球表面，使角膜保持光泽，并可清洁结膜囊内的灰尘及细菌。

结膜是一层薄而透明的黏膜，覆盖在眼睑后面和眼球前面，止于角膜缘。结膜以上、下睑缘为其外口，形成一囊，称为结膜囊。结膜分为三部分：睑结膜，覆盖于眼睑后面；球结膜，覆盖于眼球前部；穹隆结膜，为睑和球结膜的移行部。

泪器分为泪液的分泌部和排除部。前者由泪腺和副泪腺组成，分泌泪液湿润眼球表面，保持角膜光泽。后者由泪小点、泪小管、泪囊和鼻泪管组成，是眼泪从眼睛进入鼻腔的通道，如果发生阻塞，就会引起经常无诱因地流泪。

眼外肌共有6条，包括上直肌、下直肌、内直肌、外直肌、上斜肌和下斜肌。它们协同作用，主管眼球各方向的运动。

眼眶为四边棱锥形的骨窝，由七块头骨组成。其口向前，尖朝后，有上下内外四壁。成人眶深约4～5厘米。眶内除眼球、眼外肌、血管、神经、泪腺和筋膜外，各组织之间充满脂肪，起软垫作用。

近视眼的防治

近视眼多发生在青少年时期，而今人们患近视眼的比例相当大。本质上来说，近视眼是屈光不正的一种，是指眼在不使用调节时，平行光线通过眼的屈光系统折射后，焦点落在视网膜之前的一种屈光状态。这样，远处物体在视网膜上不能形成清晰的影像，就会有一种模糊感，但

第十二章　奇妙的感受器——眼、耳、鼻、舌、皮肤

近处物体的光线进入眼睛前首先发生了部分扩散，经过眼的屈光系统后焦点可以落在视网膜上，所以近处物体看得清楚。

近视眼通常眼球前后轴过长，与遗传因素有关，但近视眼的发生和发展，更重要的是环境因素。近视眼与看书时光线不足或过强，阅读姿势不适当，近距离工作用眼时间长等有密切关系。看书时光线太强，对眼睛刺激太大；光线太弱，看不清楚，会促使我们靠近字体；有些青少年喜欢躺在床上看书，或者走路都在看书，这些情况都会造成眼睛的不断调节，时间过久就会造成疲劳。

青少年发生近视后，通常在发育生长阶段度数还会逐年加深，到发育成熟以后就不再发展或者发展缓慢。但是，有一种近视发生很早，在10岁以下就可发生，进展很快，成年后继续发展，近视度数甚至可以达到15D以上。验光度数常用D单位，近视度数为负值，远视为正值，1D相当于100度，比如-4.00D就是近视400度，习惯上常将3D以下近视称为轻度近视，3~6D者称为中度近视，6D以上者称为高度近视。近视的度数越高视力越差，但是验光度数是不与视力成正比的，所以验光度数和视力没有对应的换算公式。

近视眼最突出的症状是远视力下降，近视力可以正常。除此之外，还可有视力疲劳，出现斜视，虹膜轻微震颤等，高度近视可引起眼底出现退行性改变。

近视的矫治有三种方式，包括：

1. 镜片矫正：包括框架眼镜、角膜接触镜。

2. 角膜屈旋光性手术：放射状角膜切开术（RK）、准分子激光切削术（PRK）、准分子激光原位角膜磨镶术（LASIK）等。

3. 眼内屈光手术：包括透明晶体摘除术、有晶体眼的人工晶体植

入术等。

从安全、经济、实用等因素考虑,对于青少年来说,目前矫正近视的首选方法仍然是配戴框架眼镜。不提倡青少年使用角膜接触镜,也就是我们常说的隐形眼镜,角膜接触镜的使用对卫生要求很高,不能长时间连续使用,稍不注意很容易引起眼部感染,甚至有出现眼球严重感染而致失明的案例。对于角膜屈旋光性手术,通常适合于视力不再增长的成年期,所有手术都有一定的风险,眼睛的手术更是精细,术后有很多注意事项,需要严格遵循医生的指导。眼内屈光手术多用于超高度近视,目前不作为常规近视矫治方法。

配框架眼镜应注意:配镜总体原则是看得清楚,看得舒服。每次配镜都必须亲自到场,配镜前应首先验光了解近视度数,是否有散光及其度数;以矫正视力达到正常时的最低度数为配镜标准,配镜不能过深;有散光的尽量近视镜和散光镜都配;镜框的选择要以使两镜片的光学中心距离和瞳孔间距一致为原则;镜片分玻璃镜片和树脂镜片,玻璃镜片较便宜、耐磨但较重、易碎,树脂镜片较轻、不易碎但稍贵、易磨损,青少年活动量大,较适宜树脂镜片;青少年配戴框架眼镜最好半年到一年复查一次,以确保所配的眼镜始终适合当前的屈光状态。轻度近视者可以在需要用眼时戴镜,不用眼工作时取下,长期戴镜并不好。中度以上患者可以长期戴镜,有散光者必须长期戴镜。

异物入眼的处理

在日常生活中我们常常会遇到异物入眼的情形,如尘土颗粒、辣椒水等,这往往会使我们非常难受。这是因为在角膜表面分布有丰富的末

第十二章　奇妙的感受器——眼、耳、鼻、舌、皮肤

梢神经，一旦异物入眼，即会引起不同程度的异物感，流泪和疼痛，严重者还会损伤角膜造成视力下降，甚至引发失明。因而对于眼睛异物的处理绝不可掉以轻心。

在异物入眼后首先不要去揉搓眼睛，以免异物划伤角膜。我们应当闭上眼睛休息片刻，当眼睛受到刺激产生大量泪水时，再做几次眨眼，多数情况下眼内的异物会随着眼泪自动流出。如果这个方式难以奏效，我们可以打来一盆清水，把面部浸入水中，双眼在水中眨几下，使异物得以排出。如果通过清水的冲洗仍然不能排出异物，我们可以请人或者自己对着镜子翻开眼睑，用棉签或干净的湿手帕轻轻地将异物擦拭掉。当锐利的异物嵌入眼球内时，千万不可自行用细针挑除，以免扩大创面，损伤眼球，这时我们应当到医院寻求眼科医生的帮助。

对于一些特殊异物的入眼问题，我们应当采取相应的处理方式。如生石灰入眼后，我们既不要去揉搓眼睛，也不能用清水直接冲洗。因为生石灰遇水后会释放出大量的热，处理不当反而会灼伤眼睛。我们应当先用棉签或手绢擦拭掉石灰粉，再用大量的清水冲洗，而且随后最好到医院寻求眼科医生的进一步诊治。

耳

在中国的古代神话中就有着关于"千里眼、顺风耳"的故事，在谈完了眼睛之后，我们接着来介绍这个对于人们的日常生活同样有着重要意义的神奇器官——耳朵。

耳朵是一个司听觉与平衡觉的器官，它能够将一定频率的空气振动转换为神经冲动并传入大脑，在大脑中这些神经信号将被转化为我们所

认识我们的身体

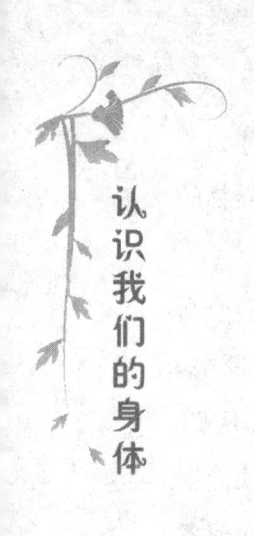

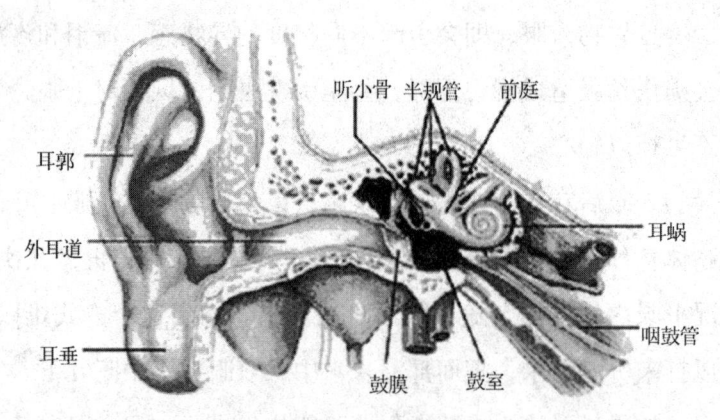

耳朵结构示意图

能理解的语言、音乐。同时它的部分结构还与平衡觉的产生有关，让我们能够感知身体的运动。

在解剖学中，耳朵由外耳、中耳、内耳三部分构成。

外耳包括了耳郭、外耳道。

耳郭即是我们平时看到的位于头颅两侧的突出部分，除了下方软软的耳垂外，其余部分均为软骨构成，外面覆盖有软骨膜及皮肤。耳郭就像是我们人体的雷达，具有聚集和反射声波的作用。但是人的耳郭不能转动，因此在辨别声音的方向以及收集音波等方面，就不如其他哺乳动物者有效，其他的哺乳动物通常能转动耳郭以收集声音。外耳道：外耳道并不是一条笔直的通道，它略呈 S 形弯曲，因此在检查外耳道深部及鼓膜时，我们需将耳郭向后上提起，使外耳道成一直线。外耳道长约 2.5~3.5 厘米，由软骨部和骨部组成。软骨部约占其外侧 1/3，骨部占其内侧 2/3。外耳道皮下组织甚少，皮肤几乎与软骨膜和骨膜相贴，故当这里发生感染肿胀时易致神经末梢受压而引起剧痛。软骨部皮肤含有类似汗腺构造的耵聍腺，能分泌耵聍（也就是我们常说的耳屎），并富有毛囊和皮脂腺。

第十二章　奇妙的感受器——眼、耳、鼻、舌、皮肤

中耳包括鼓室、咽鼓管、鼓窦及乳突4部分。

鼓室位于鼓膜和内耳之间，是一个含有气体的小腔，容积约为1立方厘米。鼓室是中耳的主要组成部分，里面有三块听小骨：锤骨、砧骨和镫骨。镫骨的底板附着在内耳的卵圆窗上。三块听小骨之间由韧带和关节衔接，组成为听骨链。鼓膜的振动可以通过听骨链传到卵圆窗，引起内耳里淋巴的振动。鼓室的外侧壁即为鼓膜，鼓膜为向内凹陷、椭圆形、半透明的膜性结构。经过外耳道传来的声波，能引起鼓膜的振动。

在鼓室内有一条小管即咽鼓管，它从鼓室前下方延伸至鼻咽部。咽鼓管是一条细长、扁平的管道，全长约3.5～4厘米，靠近鼻咽部的开口平时闭合着，只有在吞咽、打呵欠时才开放。咽鼓管的主要作用是使鼓室内的空气与外界空气相通，因而使鼓膜内、外的气压维持平衡，这样，鼓膜才能很好地振动。鼓室内气压高，鼓膜将向外凸；鼓室内气压低，鼓膜将向内凹陷，这两种情况都会影响鼓膜的正常振动，影响声波的传导。人们乘坐飞机，当飞机上升或下降时，气压急剧降低或升高，因咽鼓管口未开，鼓室内气压相对增高或降低，就会使鼓膜外凸或内陷，因而使人感到耳痛或耳闷。此时，如果我们主动做吞咽动作，使咽鼓管口开放，就可以平衡鼓膜内外的气压，使上述症状得到缓解。

内耳为复杂而曲折的管道，故亦称此管道为迷路。该管道分耳蜗、前庭和三个半规管，管内充满淋巴。耳蜗和听觉有关，前庭和半规管则与平衡觉有关。耳蜗内有听觉受器，由中耳传来音波之振动，会振动耳蜗内的淋巴，于是刺激听觉受器而产生冲动，再出听神经传至大脑皮层而产生听觉。

三个半规管互相垂直，且位于三个不同的平面上，不论头部向任何方向转动，至少其中一个半规管会受淋巴振动的刺激而产生冲动，由听

神经传到大脑，就会有头部转动的感觉，此即为平衡觉。人类习惯于平面活动，假若身体上下移动时，例如在颠簸的海上航行，半规管受到不寻常的刺激，便有晕船的感觉。

半规管是在头部转动时产生平衡觉，为动的平衡觉；而前庭则在头部静止时产生头部位置的感觉，为静的平衡觉，例如人头部朝下时，便会有刺激通过前庭传到大脑，产生头部位置和平时不同的感觉。

鼻

鼻作为呼吸道的起始部，同时又是人的嗅觉器官，分为外鼻、鼻腔和鼻窦三个部分。外鼻位于面部正中间，后方为鼻腔，鼻腔的上方、上后方及两侧共有4对鼻副窦，分别为上颌窦、筛窦、额窦和蝶窦。

外鼻形如一个基底向下的三棱椎体，上窄下宽。上端突于两眶之间，称为鼻根，向下延伸为鼻梁，鼻梁的两侧为鼻背。末端为鼻尖，鼻尖两侧的半圆形隆起称为鼻翼。鼻翼在平静呼吸的情况下，无显著活动，而呼吸困难的病人，可出现明显的鼻翼扇动，属于一种临床病理体征。三棱锥的底部为鼻底，鼻底被鼻中隔分为左右两个前鼻孔。根据美学要求，鼻从鼻根到鼻尖的直线距离约占面长度的1/3较合适。

鼻腔是由骨和软骨围成的不规则空腔，其内覆以黏膜与皮肤。鼻腔由鼻中膈分成左、右各一部分，向前以鼻孔通外界，向后以鼻后孔通于咽腔。每侧鼻腔分为鼻前庭和固有鼻腔两部分。

鼻前庭是介于前鼻孔与固有鼻腔之间的空腔，由鼻翼所围成，内面衬以皮肤，富于粗硬的鼻毛及皮脂腺，在男性尤为丰富，有过滤灰尘的作用。鼻前庭较易发生疖肿，且由于该处缺乏皮下组织，故发生疖肿

第十二章　奇妙的感受器——眼、耳、鼻、舌、皮肤

时，疼痛感较为剧烈。

固有鼻腔前界为鼻内孔，后界为后鼻孔，临床上简称鼻腔，是由骨性鼻腔被覆以黏膜构成。鼻腔的内侧壁为鼻中隔，由骨性鼻中隔和鼻中隔软骨覆以黏膜而构成。在其外侧壁上可见上鼻甲、中鼻甲、下鼻甲，以及各鼻甲下方分别形成的上鼻道、中鼻道和下鼻道。固有鼻腔的黏膜可分为嗅区黏膜和呼吸区黏膜两部分。嗅区黏膜位于上鼻甲和与上鼻甲相对的鼻中隔部分，黏膜内含嗅细胞，能感受嗅觉刺激。呼吸区黏膜分布于嗅区黏膜以外的部分，含有丰富的血管、黏液腺及纤毛，可调节吸入空气的温度和湿度并净化其中的细菌和灰尘。

鼻窦又称为副鼻窦，由骨性鼻窦衬以黏膜而成，共有4对，都开口于鼻腔。其中上颌窦、额窦和前组筛窦引流至中鼻道，合称为前组鼻窦。后组鼻窦包括后组筛窦及蝶窦，后组筛窦开口于上鼻道，蝶窦则引流至上鼻甲的后上方。由于鼻窦黏膜与鼻腔黏膜相连续，故鼻腔发炎时，可蔓延至鼻窦引发鼻窦炎。鼻窦可调节吸入空气的温、湿度，并对发音起到共鸣的作用。

慢性鼻窦炎

鼻窦炎的病程持续8周以上，儿童持续12周以上则称为慢性鼻窦炎。其常常是因急性鼻窦炎未能得到有效的诊治迁延所致。

慢性鼻窦炎在临床上以黏液或脓性鼻涕、鼻塞、头痛及嗅觉减退或消失为主要表现，全身症状可表现为精神不振、易倦、记忆力减退，严重地影响人们的生活。鼻内镜检查可见中鼻道或嗅裂处有脓性分泌物，中鼻甲及中鼻道黏膜增厚或息肉样变。鼻窦的CT检查是诊断鼻窦炎最

直接和准确的方法，可以显示病变鼻窦的位置、范围、解剖学致病因素及鼻窦黏膜的病变程度。

慢性鼻窦炎的治疗原则，首先是要控制感染和变态反应因素所致的鼻腔鼻窦黏膜炎症，其次则要改善鼻腔鼻窦的通气引流，对于病变轻且不伴有解剖畸形者可采取药物治疗，如鼻内局部滴加血管收缩剂有利于鼻窦的通气和脓涕的引流。而当存在鼻息肉、中鼻甲肥大、鼻中隔弯曲、腺样体肥大等机械性阻塞因素者，因这些因素妨碍了鼻窦的通气和引流，使炎症难于治愈，我们可以采用相应的手术疗法，如鼻息肉摘除术、中鼻甲切除术、鼻中隔矫正术、腺样体切除术等使鼻窦通畅引流。

过敏性鼻炎

过敏性鼻炎亦称为变应性鼻炎，是鼻腔黏膜的变应性疾病，其发生在本质上是机体对于外界刺激产生的过敏反应，如对花粉、尘螨的过敏。其诊断主要依据病史、症状和免疫学检查的结果。

过敏性鼻炎主要表现为鼻痒、连续性喷嚏、流清涕、鼻塞等症状，这些症状可自行或经治疗后消失，且过敏性鼻炎患者往往伴有过敏性结膜炎的症状如眼痒、流泪等。在实验室检查中，常常采用的是变应原皮肤试验和血清过敏原特异性（IgE）测定。

过敏性鼻炎的治疗包括了特异性的脱敏疗法和非特异性的抗组胺药物及肥大细胞膜稳定剂的使用。目前在临床上已发现过敏性鼻炎和哮喘往往同时存在，两者的关系密切。这可能是由于呼吸道的连续性和发病机制的相似性所致。近年来先后有学者提出了过敏性鼻炎–哮喘综合征的概念。

第十二章　奇妙的感受器——眼、耳、鼻、舌、皮肤

舌

舌位于口腔底，由骨骼肌及其表面覆盖的黏膜所构成，能够在口腔中随意地运动。舌具有搅拌食物、协助吞咽、感受味觉及辅助发音等功能。

在舌上表面的后部有一条向前开放的"V"型沟，称为界沟，它将舌划分为前2/3的舌体和后1/3的舌根。舌体的前端称为舌尖。在舌下面的正中有一条黏膜皱襞，称为舌系带，有些儿童的舌系带过短会影响其发音功能，俗称"攀舌"。在舌系带根部的两侧有一对小的隆起，称为舌下阜，其上有下颌下腺管和舌下腺管的共同开口。由舌下阜向后外侧延伸的黏膜隆起，称为舌下襞，在其深面藏有舌下腺。

舌作为口腔中的一个重要部分，能对经牙齿碾磨的食物进行搅拌，以形成食团便于吞咽。同时它能够辅助人的发音。

舌表面的黏膜正常时呈淡红湿润状态，其上分布有许多小的突起，称舌乳头。按其形态可分为丝状乳头、菌状乳头和轮廓乳头等。丝状乳头数量最多，呈白色丝绒状，具有一般感觉的功能。菌状乳头数量较少，为红色钝圆形的小突起，散在于丝状乳头之间，内含有味蕾，司味觉。轮廓乳头最大，有7~11个，排列在界沟的前方，乳头中央隆起，周围有环状沟，沟壁内含有味蕾司味觉。每个味蕾由若干个味细胞组成，味细胞通过顶端的纤毛伸出味蕾小孔，感觉出溶解在唾液中的化学物质是什么味道。味细胞末端连接着传入神经。当味细胞受到味觉刺激产生兴奋时，冲动就沿传入神经传至大脑的味觉中枢，使人产生味觉。

人体的基本味觉有酸、甜、苦、咸四种。四种基本味觉是由四种不

同的味细胞所感受,而它们在舌面上的分布是不均匀的。感受甜味的味觉细胞多集中在舌尖,所以舌尖对甜味最敏感。同样的道理,舌的两侧中部对酸味最敏感,舌的两侧前部对咸位最敏感,对苦味最敏感的是舌根。

我国的传统医学——中医把舌的颜色、质地、形态及表面舌苔的色泽厚薄等融入到疾病的诊治中去,形成了独具特色的中医舌诊学,对疾病的诊断和治疗起到重要作用。

皮　肤

皮肤被覆于体表,与人体所处的外界环境直接接触。皮肤为人体最大的器官,总重量约占个体体重的16%,成人皮肤总面积约为1.5平方米,新生儿约为0.21平方米。皮肤的厚度约为0.5~4毫米,存在较大的个体、年龄和部位差异,如眼睑、外阴、乳房的皮肤最薄,而掌跖部位皮肤最厚。皮肤是人体重要的屏障,能使体内各种组织和器官免受物理性、机械性、化学性和病原微生物性的侵袭,同时它还具有吸收、感觉、分泌、排泄、体温调节、物质代谢和免疫等方面的功能。

皮肤由表皮、真皮和皮下组织构成,其中含有血管、淋巴管、神经、肌肉及各种皮肤附属器如毛发、汗腺、皮脂腺、甲等。

1. 表皮

表皮是皮肤最外面的一层,厚度约为0.1毫米,主要由角质形成细胞、黑素细胞、朗格汉斯细胞和麦克尔细胞构成。

角质形成细胞是表皮的主要构成细胞,由浅至深分为5层:

(1) 角质层位于表皮最上层,由数层角化细胞组成,含有角蛋白。

第十二章　奇妙的感受器——眼、耳、鼻、舌、皮肤

主要起到抵抗摩擦,防止体液外渗和化学物质内侵的作用。部位不同,角质层厚度差异较大,如眼睑、肘窝等部位较薄,掌跖部位最厚。

（2）透明层由2～3层扁平透明细胞组成,能防止水分,电解质和化学物质的透过,故又称屏障带。

（3）颗粒层由2～4层扁平梭形细胞组成,含有大量嗜碱性透明角质颗粒。

（4）棘层由4～8层多角形的棘细胞组成,由下向上渐趋扁平,细胞间借桥粒互相连接,形成所谓细胞间桥。

（5）基底层由一层排列呈栅状的圆柱细胞组成。此层细胞能不断分裂,逐渐向上推移、角化、变形,形成表皮其他各层,最后角化脱落。基底细胞从分裂至脱落的时间,一般为28天,称为表皮通过时间或更替时间。

在基底细胞间夹杂着黑素细胞,是合成黑色素的场所。黑色素能遮挡和反射紫外线、保护真皮及深部组织免受辐射损伤,同时它的多少决定着皮肤颜色的深浅。朗格汉斯细胞是表皮中具有免疫活性的细胞,而麦克尔细胞则与皮肤的感觉相关。

2. 真皮

真皮由浅至深分为乳头层和网状层,但两者之间并无明确界限。乳头层与其上的表皮层呈犬牙交错样相接,内有丰富的毛细血管和毛细淋巴管以及游离神经末梢。网状层内有较大的血管、淋巴管、神经穿行。

真皮由纤维、基质和细胞成分组成,其中以纤维成分为主,包括了网状纤维、胶原纤维和弹力纤维。胶原纤维韧性大,抗拉力强,但缺乏弹性,而弹力纤维则具有较强的弹性。

创伤或感染等原因如果只损伤到了皮肤的表皮层是不会留下疤痕

的，只有当真皮层受到损伤时才会留下疤痕。

3. 皮下组织

皮下组织在真皮的下部，由疏松结缔组织和脂肪小叶组成，又称为皮下脂肪层。皮下组织的厚度依年龄、性别、部位及营养状态而异。具有防止散热、储备能量和抵御外来机械性冲击的功能。

4. 附属器官

（1）汗腺：根据结构与功能的不同可分为小汗腺和大汗腺。小汗腺，即一般所说的汗腺。它可以通过分泌汗液来调节体温，主要受交感神经的支配。大汗腺，即顶泌汗腺，主要位于腋窝、乳晕、脐窝、肛周和外生殖器等部位，其分泌只要受性激素影响，青春期分泌旺盛。其分泌物经细菌分解后产生特殊臭味，是臭汗症的原因之一。

（2）皮脂腺：是一种可产生脂质的器官，除掌跖部外，遍布全身，以头、面及胸背上部等处较多，称为皮脂溢出部位。皮脂腺可以分泌皮脂，与汗液混合后，在皮肤表面形成乳状脂膜，起到润滑皮肤和毛发、防止皮肤干燥的作用，同时皮脂还具有抑菌作用。

（3）毛发：掌跖部及生殖器等部位的皮肤无毛，称为无毛皮肤，其他部位皮肤均有长短不一的毛，称为有毛皮肤。毛发分长毛，短毛和毳毛三种。头发、胡须、腋毛为长毛，眉毛、睫毛、鼻毛为短毛，四肢的毛发细软、色淡，为毳毛。毛发位于皮肤以外的部分称为毛干，位于皮肤以内的部分称毛根，毛根下段膨大的部分称为毛球，突入毛球底部的部分称为毛乳头。毛乳头含丰富的血管和神经，以维持毛发的营养和生成，如发生萎缩，则发生毛发脱落。毛发呈周期性地生长与休止，但全部毛发并不处在同一周期，故人体的头发是随时脱落和生长的。故平时洗头或梳发时，发现少量有头发脱落，乃是正常的生理现象。

第十二章　奇妙的感受器——眼、耳、鼻、舌、皮肤

5. 血管、淋巴管、神经和肌肉

皮肤血管具有营养皮肤组织和调节体温的作用。淋巴管辅助循环系统，同时可阻止微生物和异物的入侵。皮肤中有丰富的神经分布，分为感觉神经和运动神经。立毛肌是皮肤内最常见的肌肉类型，一端起自真皮乳头层，另一端插入毛囊内，当精神紧张及寒冷时立毛肌收缩可引起毛发直立，即所谓的"鸡皮疙瘩"。

以上介绍了人体几个神奇而重要的感受器——眼、耳、鼻、舌与皮肤，它们分别掌管着我们的视觉、听觉、嗅觉、味觉及触觉，虽然它们的功能并不只这些，但我们足以看出它们在人类日常生活中的重要性，是人类感知外界的重要媒介。缺少了其中的任何一个，生活都会变得不完整，甚至会威胁到自我的生存。

真菌性皮肤病

真菌性皮肤病按照发病部位可分为：头癣、体癣、股癣、手癣和足癣等。

头癣是指累及头皮和头发的皮肤真菌感染。多累及少年儿童，成人少见。根据致病菌和临床表现的不同，可分为黄癣、白癣、黑点癣和脓癣四种类型。黄癣俗称"癞痢头""秃疮"，由许兰毛癣菌感染引起，毛发脱落后可形成大片永久性秃发，愈后遗留萎缩性瘢痕。目前黄癣已明显减少，但随着饲养动物的增多，白癣、脓癣的发病率有所增加。

体癣是指发生于除头部、掌跖和甲以外的其他部位的皮肤癣菌感染。股癣是发生在特殊部位的体癣，如腹股沟、会阴、肛周和臀部，主要由红色毛癣菌引起。

手足癣，顾名思义是发生在手足部的皮肤真菌感染，是最常见的浅表真菌病。夏秋季发病率高，皮损多由一侧传播至对侧。根据皮损特点，手足癣可分为三种类型：水疱鳞屑型、角化过度型、浸渍糜烂型。在日常生活中，应穿透气性良好的鞋袜，保持足部干燥，尤其是男生，应少穿透气性差的胶鞋，勤换鞋袜。不共享鞋袜、浴盆、脚盆等生活用品，避免交叉感染。在治疗上要注意的是首先应当作皮肤刮片的镜检和培养以确定真菌感染的诊断，一旦诊断确立，则应长期坚持抗真菌治疗，以防止感染的复发。

神经性皮炎

神经性皮炎是一种常见的皮肤神经功能障碍性皮肤病。目前认为精神因素是本病发生的主要诱因，情绪波动、过度紧张、焦虑不安、生活环境突然变化等均可使病情加重和反复。

神经性皮炎在临床上常先有局部瘙痒，经反复搔抓摩擦后，局部出现粟粒状绿豆大小的圆形或多角形扁平丘疹，呈皮色或淡褐色，稍有光泽，以后皮疹数量增多且融合成片，成为典型的苔藓样皮损，皮损大小形态不一，四周可有少量散在的扁平丘疹。皮疹好发于颈部、四肢两侧及腰骶部、腘窝、外阴。

神经性皮炎的治疗首先应该解除可能发生的病因，包括稳定情绪、不吃刺激性食物等。本病切忌搔抓、热水及肥皂洗擦。局部涂擦含有皮质激素的软膏可起到一定得疗效。但神经性皮炎的病程呈慢性进展，可反复发作或迁延不愈。

第十三章　人体的奥秘——从各种角度看人体

人类，尤其青少年群体充满了好奇心，富有强烈的求知欲，不仅表现在对历史积淀的文化知识和日新月异的科学知识，对人体自身的奥秘同样非常关注，更感诱惑。那么，每个人的身体中都隐藏着什么秘密呢？让我们一同来探究，共同享受探索人体奥秘的乐趣！

世界人种差异

通过前面的章节，我们对自己的身体有了大概的了解，在不同的人之间这些基本构造都是相同的，但仍然有一些差异是显而易见的，比如皮肤、虹膜的颜色、发型、发色、身高、头型等等。根据这些差异，人类学家把现代的人类划分为三大人种：高加索人种（白种人），蒙古人种（黄种人），澳大利亚－尼格罗人种（黑种人）。每个人种都有着其各自的特征。

白种人：皮肤白皙，虹膜呈灰色或浅蓝色，头发金黄呈波浪状，头部近似球形，面部呈卵圆形而垂直，鼻梁细高，嘴唇薄，身材较高。

黑种人：皮肤呈黑色，虹膜黑色，头发短而卷曲，头部狭长，颧骨突起，眼球突出，鼻梁低而宽，嘴唇厚，四肢较长。

黄种人：皮肤黄色，虹膜呈黑色，头发黑而直，头部近似方形，面部扁平，鼻小，颧骨隆起，眼裂狭细，嘴唇中等，身材中等。

认识我们的身体

各人种特征的形成是由于其长期固定地生活在一定的区域环境，对相应的环境产生适应的结果。

黑种人的祖先生活在赤道周围地区，该地区在一年之中受到太阳的直射时间长，气温高且紫外线强烈。为了适应这样的气候条件，他们皮肤中的黑色素含量很高，以吸收阳光中的紫外线，防止皮肤内部结构遭到太阳辐射的损害。黑色的虹膜也同样起到了保护眼内结构的作用。鼻梁低而宽，鼻孔通道短，嘴唇厚、嘴裂大、体毛少且体表汗腺密度大，这些利于散热的特点使得他们能在高温的环境中有效地维持体温的恒定。卷卷的头发也是经过自然选择的结果，卷曲使得整个头发变得蓬松起来，头发之间形成许多间隙，间隙中充满空气，减少了热的传递，因而起到很好的隔热作用，保护了他们的大脑。黑种人善于运动，细长的四肢和良好的身体柔韧性使他们在世界体坛熠熠生辉，跑步、篮球等项目总不乏其活跃的身影。他们独特的节奏感和表演欲望在鼓这种打击乐器中表现得淋漓尽致，欢快的节奏仿佛把我们带到了夕阳下的非洲草原。

白种人的祖先则多生活于寒冷地区，在这里，阳光斜射，气温低，紫外线也较弱，长年生活于此的人们体内黑色素含量低，皮肤与虹膜均

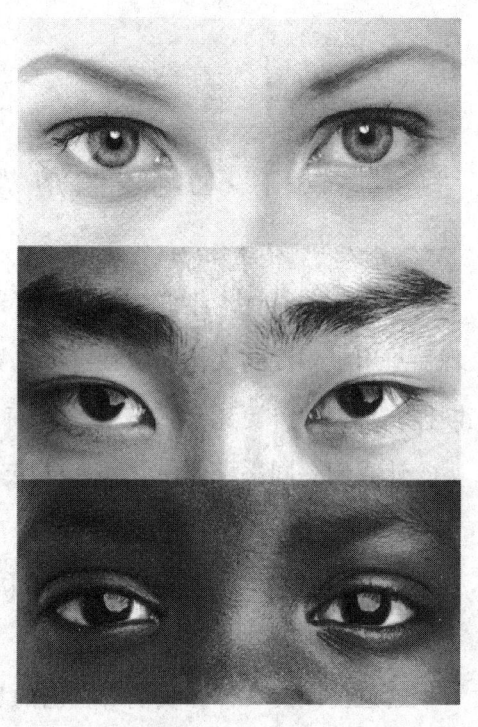

世界人种差异

176

第十三章 人体的奥秘——从各种角度看人体

呈浅色。鼻梁高窄，鼻孔通道较长，对吸入的冷空气起到很好的温热作用，减少了对人体的刺激。身材粗壮高大，体表毛发密稠，都有利于减少热量散失，保持体温恒定。

黄种人起源于温带地区，因而其肤色和身体特征都介于黑白两色人种之间。狭细的眼裂，宽而富含脂肪的面颊，较平的鼻部和额部，可能与其祖先生活的亚洲中部多风沙的环境有关。

不同人种间的遗传物质其实只有极小的差异，99.9%的DNA序列是相同的，我们所看到的诸如肤色、体型上的差异，只是源于占很小比例的基因。而这些小小的差异除了导致体质特征上的区别外，也使得不同人种在疾病易感性等方面有所差别 比如黑种人和黄种人比起白种人更容易感染艾滋病病毒，黄种人容易感染乙型肝炎，而白种人则易患结肠息肉等等。

我们应当正确地认识这些差异的来源，认识到不同的人种都是属于人类大家庭的一部分，不应该去区分人种的优劣，因为只有通过我们共同的努力，才能创造人类更加美好的明天。

人体的奇妙数字

人类最早接触数字，恐怕是牙牙学语时，爸爸妈妈比着手指头，对着你耐心地讲，"这是1""这是2"，然后我们似懂非懂地开始了和数字打交道的日子。从古人结绳记事到今日的统计管理，数字在我们生活中一直扮演着不可抹杀的作用。一天的时间要用数字来表示，一节课的长短要用数字来记录，买东西的价格要用数字来衡量，我们的年龄要用数字来纪念。还记得小时候数学课上找图形的题目吗？当一个错综复杂

认识我们的身体

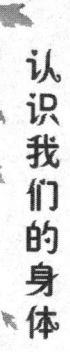

的图放在你面前，你能从中找出几个三角形，几个正方形呢？那么当一个人站在大家面前，你可以从他的身上找到多少个数字呢，仅仅是1张嘴、两只眼睛么？关于这个题目，答案每个人都不确定，但却是很多很多……

1. 骨骼

骨骼和房子的框架一样，是我们每个个体的基本框架的单元，那么人体的框架包含多少块骨头呢？成人骨头共有206块，分为头颅骨、躯干骨、上肢骨、下肢骨四个部分。但儿童的骨头却比成人多，因为儿童的骶骨有5块，长大成人后合为1块了。儿童尾骨有4~5块，长大后也合成了1块。儿童有2块髂骨、2块坐骨和2块耻骨，到成人就合并成为2块髋骨了。这样加起来，儿童的骨头要比大人多11~12块，实际上应是217~218块。

2. 肌肉

仍然以房子作比喻的话，骨架是框架，那么肌肉就是砖头和水泥砂浆，牢牢包围着这框架，构成人的基本外形。健康男女老幼人体全身的肌肉共有639块。约由60亿条肌纤维组成，其中最长的肌纤维达60厘米，最短的仅有1毫米左右。大块肌肉有2000克重，小块的肌肉仅有几克。一般人的肌肉占体重的35%~45%。肌肉内毛细血管的总长度可达10万公里，可绕地球两圈半。人类全身上下，最强韧有力的肌肉，是舌头！

3. 头发

古人喜欢用三千烦恼丝来形容头发和烦恼之多，诚然这是一种夸张的说法，可是，由此可见，如果一定要说一个人身上能体现的数字之大，头发一定要算可视数字中比较大的了。头发一般有8万~12万根

第十三章　人体的奥秘——从各种角度看人体

左右。一生将更新 150 万根左右。头发依种族和发色的不同，数量也略有差异。黄种人有 10 万根，金发色头发的白种人头发较细，有 12 万根，红色头发略粗，有 8 万~9 万根。据测定，头发生长速度是每天 0.27~0.4 毫米。按此计算，头发一个月大约长 1~1.5 厘米，一年大约是 10~18 厘米。

4. 体温

当生病时候，到医院，医生最常做的一件事就是给你测温度，来判断你是否发烧，那么究竟正常体温是多少呢？临床上通常用直肠、口腔和腋窝的温度来代表体温，直肠所测温度正常值为 36.9 摄氏度~37.9 摄氏度；口腔所测温度的正常值为 36.7 摄氏度~37.7 摄氏度；腋窝处所测温度的正常值为 36 摄氏度~37.4 摄氏度。

需要指出的是，医学上所说的体温一般是指身体深部的平均温度，由于深部温度不易测得，只有根据上述 3 处所测得温度来评估体内的深部温度，而腋窝处是皮肤表面的一部分，其温度较低，只有让被测试者将上臂紧贴胸廓，使腋窝紧闭形成人工体腔，肌体内部的热量才能逐渐传导至腋窝，使此处的温度逐渐升高至接近于肌体深部温度的水平，并且测试时要保证腋窝干燥，夹持体温表至少在 5 分钟以上，10 分钟更好些。

5. 睡眠

成年人的睡眠需要量平均为 7~8 个小时，而正处于生长发育期的儿童和青少年的睡眠需要时间却又有相应的延长，一般为 8~10 小时。但因个体差异、外界环境等因素的影响，每个人对睡眠的需要量也就不同。那么如何获得最佳睡眠效果呢？科学家研究表明，人体的睡眠最佳时间应放在九点至凌晨两点半之间。此时人的睡眠最深、激素水平和体温下降，各种生理功能处于低潮。中午，人体警觉处于下降期，此时小睡片刻有助于恢复精神，有利于工作、学习和身体健康。在时下快节奏生活中，学习和工作十分紧张，充足的睡眠是人体生命活动所不可缺少的，也是解除疲劳，恢复体力和精力所必需的。但是，如果睡眠时间大大超过需要，亦将损害身心健康。

人体是个奇妙的生物体，它生产、消耗、生长、发育和衰老，当然关于它的的数字也变幻莫测、不计其数，想知道和了解更多，希望大家去更多的学习和钻研。

人体的电现象

电鳗可以放电，你也想拥有这样的特异功能吗？不用练气功，其实你也可以。每个人都是一座发电站，其间电流交错，甚至达到了生命不息，电流不止的地步。那么，人是怎么放电的呢？

在说放电之前，我们先看看我们的大脑是如何支配身体各个部分运动的。比如，你看到前面有一块可口的点心，于是伸手拿起来送到嘴里。眼是怎么告诉大脑前面有块点心？大脑又怎么控制手、嘴的动作呢？显然，眼与大脑，大脑与手、嘴之间的通讯方式必须是十分迅速的，因为这些动作一气呵成，几乎没有停顿。要完成这些信息的传导，就需要通过神经细胞的电传导。

神经细胞是如何产生电的呢？这主要因为细胞膜两侧的电离子分布是不均匀的，正常时细胞内的钾离子浓度和有机负离子浓度比膜外高，而细胞外的钠离子浓度和氯离子浓度比膜内高。在这种情况下，钾离子和有向膜外扩散的趋势，而钠离子和氯离子有向膜内扩散的趋势。但细

第十三章 人体的奥秘——从各种角度看人体

胞膜在安静时，对钾离子的通透性较大，对钠离子和氯离子的通透性很小，而对有机负离子几乎不通透。因此，钾离子顺着浓度梯度经膜扩散到膜外使膜外具有较多的正电荷，有机负离子由于不能透过膜而留在膜内使膜内具有较多的负电荷。这就造成了膜外变正、膜内变负的极化状态。由钾离子扩散到膜外造成的外正内负的电位差，将成为阻止钾离子外移的力量，而随着钾离子外移的增加，阻止钾离子外移的电位差也增大。当促使钾离子外移的浓度差和阻止钾离子外移的电位差这两种力量达到平衡时，经膜的钾离子净通量为零，即钾离子外流和内流的量相等。此时，膜两侧的电位差就稳定于某一数值不变，也就是静息电位。膜内的钾离子流出后，膜内的总电荷变成负电，而膜外的总电荷变成正电，这就形成了膜内负极，膜外正极的情况。

在静息情况下，细胞膜是不允许除钾离子外的离子在膜内外相互移动的，虽然膜内外存在电位差，但没有离子移动也就没有电流产生，就像虽然干电池里面储存了电能，如果没有导线将正负极接通起来，电池是不会放电的。然而当细胞受到某种信号刺激，细胞膜上的钠离子离子通道开放，膜外的钠离子在浓度差和电位差的作用下向膜内移动，就形成了电流，称之为动作电位。而钠离子通道的开放则可以想象成连接正负极的导线。动作电位是细胞的放电现象，然后，为了达到重复使用的目的，细胞必须能进行自我充电。细胞的充电是通过离子泵来实现的。和离子通道不同的是，离子泵在生物能的作用下可以选择性地移动离子，不受浓度差的限制，而离子通道顾名思义，仅仅能为离子提供移动路径，离子移动的方向总是从高浓度向低浓度。当细胞放电完成后，细胞膜上的钠-钾泵将膜内流入的钠离子转移到膜外，将膜外流出的钠离子转移到膜内，再次达到细胞的静息电位，这样就实现了充电的效果。

而钠-钾泵逆浓度转移离子消耗了细胞内的生物能，而产生了电能，通过细胞电位的变化，细胞完成了生物能向电能的转变。

以上是神经细胞产生电流的原因，那么这样又有什么作用呢？我们假设现在神经细胞的某处产生了局部电流，此时产生电流的细胞膜电位是内正外负，而其相邻的细胞膜电位是内负外正，二者之间产生了电位差，并发生了电荷移动，形成了电流，并沿着细胞膜传播。这种沿神经细胞胞膜传播的电流，在神经传导中拥有非常重要的意义：传递信息。神经细胞可以不停地产生电流，这些电流沿着神经细胞长长的轴突传导，而轴突则可以看成是不同神经细胞之间的联络电缆，这样，利用电流信号，神经细胞间完成了信息的传导，由于电流在细胞膜上的传导是相当迅速的，所以我们也就能在极短的时间内对外界刺激做出反应，比如刚刚提到的看到蛋糕、拿起、吃下的这些过程，眼睛与大脑以及大脑与手、嘴的联系，都是在通过神经的电流信号作用下迅速完成的。

除了神经细胞，人体内的许多细胞如肌细胞等都存在这样的电现象。所以说人体也可以看成由许多微型发电机组成的超级电站！

人体的生物钟

春天，万物复苏，树叶发芽，冬眠的动物从沉睡中醒来；秋天，硕果累累，树叶开始陨落，候鸟开始南飞。清晨公鸡啼晓，世界开始变得喧闹；夜间万籁俱寂，一切又归于平静。日复一日，年复一年，自然界的生命如此这般有节律地进行着。生物体内就像有一个隐形的时钟，提醒着生命生活的进程。作为自然界的一员，人类也同样受着生命节律的支配。

第十三章 人体的奥秘——从各种角度看人体

从出生直至生命的终结，人体内存在着多种自然节律。比如人体一天中血压、体温的波动以及睡眠—觉醒节律，人的体力、智力、情绪也有自己的节律周期存在，女性的月经也是节律性的重要体现。拿体温来说，每天大约早上4点时最低，18点最高，相差可有l摄氏度多。有研究认为人的体力盛衰周期大约为23天，情绪波动周期大约为28天，而智力波动周期大约为33天。

人体生物钟到底是怎么产生的，至今尚不很清楚，一些研究提示人脑的松果体与此有关，可能就是生物钟的调控中心。尽管如此，生物钟对人体的健康起着巨大的作用。按照人体心理、智力和体力活动的生物节律来安排我们一天、一周、一月甚至一年的作息制度，将有助于提高我们的工作和学习效率，减轻疲劳。比如说人一天中有时记忆力好，有时则差，存在一定的规律。有的人早上5~9点记忆力好，而另一些人则是晚上记忆力好。早上记忆力好的人把需要记忆的东西放到早上去完成效率要好得多，而晚上记忆力好的人则适于将这些工作放到晚上完成，否则完成这些工作将会吃力得多。反之，如果我们突然不按体内生物钟的节律安排作息，就会在身体上感到疲劳，在精神上感到不舒适，情绪也会受到影响。

生物钟里什么时候我们的脑子最好使？什么时候才是最佳学习时间呢？生理学家研究提示，人脑在一天中有一定的活动规律：

6~8点：经过一夜的睡眠休息调整，肝脏已将体内的毒素排净，机体苏醒并逐渐进入兴奋状态，头脑清醒，大脑记忆力强，此时进入第一次最佳记忆期。

8~9点：神经兴奋性提高，记忆仍保持最佳状态，心脏开足马力工作，精力旺盛，大脑具有严谨、周密的思考能力，可以安排有一定难度的工作内容。

10~11点：身心处于积极状态，热情将持续到午饭时，人体处于第一次最佳状态，不会轻易感到疲劳。

12点：这是全身总动员的时刻，人体的全部精力都已调动起来，需要进餐。

13~14点：午饭后，肝脏休息，有些疲劳、困倦，白天第一阶段的兴奋期已过，进入低潮阶段，此时反应迟缓，宜适当休息，最好打个盹，为下午的安排"充充电"。建议午睡半个到一个小时。

15~16点：感觉器官此时尤其敏感，身心状态重新改善，精神抖擞，工作能力逐渐恢复，此时长期记忆效果比较好，可以合理安排一些需"永久记忆"的内容。

17~18点：体力活动的体力和耐力达一天中的最高峰，工作效率更高，积极主动性也高，试验显示，这段时间是完成复杂计算和比较消耗脑力作业的好时期。

19~20点：体内能量消耗，情绪不稳，宜适当休息。

20~21点：大脑又开始活跃，反应迅速，记忆力逐渐达到最佳状态，直到临睡前为一天中最佳的记忆时期。

22~24点：睡意降临，人体准备休息，细胞修复工作开始，开始进入一天的调整恢复阶段。

一般来说，上午8时大脑具有严谨、周密的思考能力；下午3时思考能力最敏捷；晚上8时记忆力最强；推理能力在白天12小时内逐渐减弱。根据这些规律安排日常生活作息是再合适不过的。但是这是人群的大概情况，不能覆盖所有。并且，每个人是不同于彼此的，每个人的生物钟是不同的，最佳学习时间也就不会完全相同。在学习工作中，我

第十三章　人体的奥秘——从各种角度看人体

们需要首先了解自己的生物钟，寻找自己最佳状态发生的时间，合理安排时间表，提高效率。其实人体的生物钟也是可以调整的，有时候我们为了适应需要，人为地调整自己的生物钟，努力使自己在最需要体力和精力时，处在最佳状态。

人体的代偿潜力

人体是脆弱的，但是，人体的潜力是巨大的。通过锻炼，人类可以克服许多遗传性的弱点。紧急情况下，人类也有可能发挥出自身的潜能，做到平时做不到的事情，创造一个个生命的极限。有一位飞行员因飞机故障迫降了，正当他在地面察看飞机起落架时，突然有头白熊抓住了他的肩头。情急之中，这位飞行员竟然一下子跳上了离地 2 米的机翼。而这时他可穿着笨拙的皮鞋、沉重的大衣和肥大的裤子。一位 50 多岁的妇女在烈火蔓延之际，抱起一个超过她体重的、装有贵重物品的柜子，一口气从十楼搬到了楼外的地上。等到大火被扑灭后，她却再怎么使劲也搬不动那个柜子了。原来，人体的肌肉和肝脏里贮存着大量的"三磷酸腺苷"，简称 ATP。ATP 是能量的来源。正常情况下，人体只需要一部分 ATP 提供能量就可以维持生理需要了。一旦遇到紧急情况，大脑就会发出指令，让全身所有的 ATP 立即释放出来，身体能量剧增，就能做出平时根本想象不到的事情来。

人体内各个器官的功能是有限的，但是并不是任意的损伤都可以导致人体疾病的发生。通常人体器官都有着一定的代偿潜力，维持生命的存在。不同个体的代偿潜力是不同的，生命的奇迹无处不在。

1. 心脏停搏极限

理论上，心跳停止四五分钟以后，人脑将无法得到足够的血液、氧气而损伤，人体逐渐趋向死亡。但资料上有这样的一个实例：1987年有一位名叫扬·埃伊尔·雷夫斯塔尔的挪威渔民在卑尔根附近水域不幸落入冰水中。当他被送进医院时，已经是大约四小时之后了，体温已降到24℃，心跳也已停止。但是当医生给他接上人工心肺机后，他的心脏奇迹般地又恢复了跳动。

2. 肾脏残存极限：大约30%

肾脏是产生尿液、排除代谢废物的一个器官，其结构和功能的基本单位是肾单位，一个肾脏大概有100多万个肾单位，双侧肾脏约有200多万个肾单位，一些医学家认为，只要有30%~40%的肾单位在正常工作，基本上就可以满足机体的生理需要了。有些人出生时就只有一个肾脏，还是可以活得好好的。但是如果在某些致病因素的持续作用下肾单位丧失至30%以下，肾脏排泄代谢废物的功能逐渐下降，造成毒素在体内蓄积，就会出现肾功能不全的病症，如果继续减少至10%~15%以下，尿毒症就会出现。

3. 肝脏强大的代偿及再生能力

成人的肝脏一般重1500克左右，如果肝脏内长了很多肿块，只要这些肿块不压迫重要的汇管区域，残留300克以上的正常肝组织，肝功能也可以没有什么大的异常，人体消化道也可以没有明显的不适。

你知道吗？对于一只老鼠来说，手术切除它3/4的肝脏组织，3周后它的肝脏可以迅速恢复到原来的重量。人类的肝脏也有这样强大的再生能力，不过恢复时间要久一些，大约需要6个月，这也就是目前医学界活体肝脏移植的依据所在。在我国，乙肝病人为数众多，最后大部分病人都会演变为乙肝肝硬化，肝脏功能逐步丧失，威胁生命。对这些肝硬化病人进行肝脏移植手术，可以极大地延长生存期限。现在亲体肝移

第十三章　人体的奥秘——从各种角度看人体

植手术在我国逐步发展，在患者的亲属中寻找合适的肝源，切除适量的肝脏组织移植给患者，一方面可以拯救患者的生命，另一方面我们也可以保证肝移植供者的安全。

4. 庞大的消化道

之所以说消化道庞大，不是因为它体积巨大，而是它消化吸收的表面积庞大，小肠的卷缠盘绕，小肠壁的皱褶以及皱褶上的微绒毛可以使消化道的表面积成百倍地增加。这使人体的消化吸收能力大大增强。一小部分肠道的功能丧失不会立即引起人体消化吸收障碍，医学上有很多人因为肠道的各种疾病切除了部分肠道，常常还是可以维持正常的营养摄取的。有报道称一位奥地利海员因病切除了肠道的15/17，剩下的肠道还是能挑起消化吸收的重担。

除此之外，我们的血管，我们的皮肤等等都有强大的代偿以及自我修复的能力。其实，我们的人体有很多潜在的能力没有发挥出来。身心的锻炼，是挖掘和增强人体潜力的重要方法。经常参加体育锻炼的人，心肺的潜力要比长期静止不动的人大得多。经常用脑的人，记忆力和判断力会比不喜欢动脑的人强很多。经常遭受磨难的人心理承受能力要比一帆风顺的人强很多。

人体的微生态

我们身体内部正常情况下是无菌的，但是我们生存的自然环境里处处都有肉眼看不见的微小生命存在，空气里也有不少细菌、病毒、真菌等，我们身体与外界环境相通之处，也有许多微生物的存在。与外界相通处，在人体主要是皮肤、呼吸道、泌尿生殖道、口腔和胃肠道。通常情况下这些部位存在的微生物，它们相互牵制，与人体互惠互利、和平共处，形成人体的微生态系统。正常生理状态的前提下，我们称这些部位的微生物为正常菌群。所谓的正常是相对的，比如对皮肤正常菌群来说，当我们的皮肤破损，屏障作用丧失时，原来定植在皮肤表面的正常菌群就可能往内侵入我们的身体，可造成破损局部的化脓、溃烂，并有可能导致威胁生命的败血症（病原菌及其毒素侵入血流所引起的临床综合征），这时它们就是致病菌。正常菌群从我们离开母体呱呱坠地就开始在我们的身体定植，并伴随我们的一生。其中肠道正常菌群最为主要、最为复杂。

胃肠道通过口腔、肛门与外界相通，在这里生活着双歧杆菌、乳杆菌、大肠杆菌、拟气杆菌、产气荚膜杆菌、梭菌、变形杆菌、葡萄球菌、链球菌等多达 400 多种细菌，总量可达 100 兆个。不同的人生阶段，肠道正常菌群的组成比例是不同的。婴儿时期，肠道内充满了双歧杆菌等有益菌群，断奶以后，肠道菌群比例逐渐发生变化，到成年时，拟气杆菌等厌氧菌逐渐增殖，有益菌群逐渐减少。正常生理状态下，肠道正常菌群对人体的维生素合成、促进生长发育和物质代谢以及免疫防御功能都有重要的作用，是维持人体健康的必要因素。

1. 维生素合成

肠道菌群可以合成多种维生素，如 B 族维生素、维生素 K、尼克酸、生物素和叶酸等，维生素 K 是参与血液凝固的重要物质，它的缺乏常常导致严重的出血，但是我们人体自身不能合成维生素 K，只能依靠食物摄取或者靠肠道细菌合成后供我们吸收利用。如果长期使用抗菌药物杀死了肠道内的大肠杆菌，就有可能使该类维生素缺乏。而叶酸和维生素 B_{12} 参与细胞内 DNA 的合成，它们的缺乏容易导致巨幼细胞贫

第十三章　人体的奥秘——从各种角度看人体

血,不过它们在食物中含量比较丰富,肠道吸收功能正常的话一般不会出现缺乏的情况。

2. 物质代谢

肠道菌群能生产许多酶类,作为催化剂,参与蛋白质、脂肪和糖类三大营养物质的代谢合成,直接或间接为人体利用。

3. 免疫防御

肠道菌群寄居在人体肠道的表面,作为外来物进入肠道的第一道屏障,阻挡了人体摄入食物中含有的细菌、病毒对肠道的黏附、定植。即使外来的有害菌到达肠道表面,正常菌群也可以产生一些类似抗生素的化学物质杀死外来菌。但是,如果外来的细菌太多,毒性太强,就有可能突破正常菌群的屏障,侵入肠道壁,引起腹泻(也就是我们常说的拉肚子)、腹痛等。所以我们要时刻注意饮食卫生,不要吃变质的、不干净的食物。

除了以上之外,肠道细菌还可以促进肠道的蠕动,促进肠道对营养物质的吸收,部分正常菌群还可以激活人体的免疫细胞,具有一定的抑癌作用。

肠道菌群的种类和数量是相对稳定的,它们按一定的比例组合,各种菌之间相互依存,也相互制约,达到一种生态平衡。一旦这种平衡被打破,就会出现菌群失调,导致各种病症。我们经常使用的广谱抗生素在杀死导致我们生病的细菌的同时,也会使我们肠道正常菌群受到攻击,从而使有益细菌数量减少,其他细菌有机可乘,迅速繁殖,如白色念珠菌或耐药葡萄球菌和一些外来的机会菌等,导致肠黏膜损伤,对食物的消化、吸收作用减弱,并引发腹泻。所以生病后一定注意不要随意长期使用广谱抗生素,应该遵照医生的合理指导。

消化道各段的环境是不同的，胃偏酸性，而肠道环境偏碱性一些，在消化道各段中的正常菌群是有差别的，正常小肠上段只有很少细菌。在我们过度疲劳、患重病，或使用药物造成免疫机能降低的时候，外来的细菌容易侵入和繁殖，引起菌群失调，另外，免疫力低下时原本在肠道内定植的细菌容易向上、向体内移位，引起上段肠道的感染以及体内脏器的感染。在生活中注意营养、卫生，加强锻炼，增强自我抵抗力是非常必要的。

除了胃肠道以外，我们的呼吸道、泌尿生殖道、皮肤及口腔中都生活着各种各样的微生物，组成一个个生态系统，我们的健康离不开这些生态系统的平衡。从以上可以看出，合理卫生的生活方式，强健的自我抵抗力对维护人体微生态的平衡至关重要。

变化多端的身体语言

你知道吗？一个简单的握手动作可以暗藏影响世界格局的政治信息，一个无心的眼神交流已然决策千万级别的商务谈判，一个不经意的微笑转瞬间成交百万元的销售大单。细微的身体语言蕴藏着如此巨大的魔力，无论你是政治家、谈判专家或是营销高手，在你不知不觉之间，胜负之局已定。

那么什么是身体语言，我们又该怎样解读别人的身体语言呢？

身体语言是非语言性的身体符号，是非常神秘的身体信号，它包括目光与面部表情、身体运动与触摸、姿势与外貌、身体间的空间距离等。通常情况下，我们与一个人交流沟通的时候，不仅仅要听他讲的话，还会注意他的表情、动作、姿势等等，通过综合的分析判断，可以

第十三章　人体的奥秘——从各种角度看人体

对他所表达的内容有更全面的认识。或许人们可以在语言上伪装自己，但身体语言却不那么容易伪装，因此，解读人们身体语言密码，可以更准确地认识自己和他人。有些时候，即使不说话，我们也可以凭借对方的身体语言来探索他内心的秘密，当然对方也同样可以通过身体语言了解到我们的真实想法。

你有过这样的想法吗？

"他今天看起来垂头丧气，连胡子都没刮，是不是跟女朋友吵架了？"

"她说话好嗲，还搔首弄姿，让人浑身不自在。"

"开会时老板一直看着我，对我点头微笑，一定是觉得我表现很好。"

是的，其实你在不经意之间，已经在探索身体语言的奥秘了，只是不那么系统全面而已。然而，身体语言却是一个非常浩瀚深邃的海洋，我们与人交往时，从解读身体语言得来的信息，往往比话语还多。就是这些无声的线索，可以给我们无数的信息，同样，我们也在不经意之间，通过身体语言向对方透漏了许许多多。

俗话说，"眼睛是心灵的窗口"，身体其他部位的沟通也与目光接触有关，人际沟通中如果缺少目光交流的支持，将会使人际沟通过程变得不愉快，而且很困难。眼睛可以反映人的情绪、态度和情感变化。情绪变化首先反应在瞳孔变化上。情绪由中性向愉悦改变，瞳孔会不自觉变大；对使人厌恶的刺激物，瞳孔明显缩小。情绪状态由"晴"转"阴"时，亦有同样反应。

面部借助数十块肌肉的运动来准确传达不同的心态和情感。任何一种面部表情都是由面部肌肉整体功能所致，但面部某些特定部位的肌肉对于表达某些特殊情感的作用更明显。嘴、颊、眉、额是表现愉悦的关键部位；鼻、颊、嘴表现厌恶；眉、额、眼睛、眼睑表现哀伤；眼睛和眼睑表现恐惧。当目光与面部表情不一致时，目光是表达个体真实心态的有效线索。

咧着嘴笑、手掌打开、双眼平视，表示开放与接纳。

谈话时，身体前倾，坐在椅子边缘；全身放松、双手打开；解开外套纽扣；手托着脸，表示配合。

抬高下巴；坐时上半身前倾；站立时抬头挺胸、双手背在身后；手放在口袋时露出大拇指；掌心相对、手指合起来呈尖塔状；翻动外套领子，表示自信。

吹口哨；抽烟；坐立不安；以手掩口；使劲拉耳朵；绞扭双手；把钱、钥匙弄得叮当响，表示紧张。

捏弄自己的皮肤、咬笔杆、两个拇指交互绕动、啃指甲，表示缺乏安全感。

呼吸急促；紧握双手不放；拨头发；抚摸后颈；握拳；绞扭双手；用食指点物，表示受到挫折。

双臂交叉于胸前；偷瞄、侧视；摸鼻子；揉眼睛；笑时紧闭双唇；紧缩下巴；说话时眼睛看地上；瞪视；双手紧握；说话时指着对方；握拳做手势；抚摸后颈；摩拳擦掌；双手交握放在后脑勺，整个人向后靠在椅背上，是防卫的姿势。

在解读身体语言时，必须还要考虑到当时的情境、关系深浅、文化背景等外部因素等。例如在西方，拥抱、亲吻是普通的社交礼仪，但在东方，却可能会被误解成轻佻无礼。

同样，如果你希望给别人好印象，就必须控制自己那些负面的身体

第十三章　人体的奥秘——从各种角度看人体

语言。在说话时，对自己的手势、姿态保持警觉。避免行为和言语出现矛盾，让别人产生不信任甚至是敌意。

请看一个案例：有一个新工作的面试机会，你跃跃欲试，但对手也很强，于是，你非常紧张，希望能给主考官一个好印象。你可以怎样做呢？

从见到主考官的那一刻，你就必须留意自己的身体语言：微笑并直视对方，如果他回以微笑，表示你有一个好的开始，假如对方面无表情，也不要使自己的焦虑流露出来。请注意眼神的接触，正面响应主考官的身体语言，突破他的防线：他紧绷着脸，你就面露微笑；他姿势僵硬，你就放松，像照镜子一样。记住，别交叉手臂，也不要跷二郎腿；双脚略为平行，正对主考官而坐。双手轻松下垂或置于膝上，眼睛平视，不要乱瞄或东张西望。坐姿稍向前倾可以给人积极的印象，但别太靠近免得造成压迫感，如果注意到主考官不自觉后退，试着放松你的姿势，微微向后靠。

身体就像一个无法关闭的传送器，时刻传送着人们的心情和状态。语言通常用来表达正在思考的东西或概念，而非语言信息则较能传递情绪和感受。身体语言充满神奇的色彩，要灵活的解读和运用身体语言来促进与他人打交道，需要自己时时留心，细心观察，日积月累就会逐渐成为一个解读身体语言密码的大师了！

后　　记

　　本书的编写得到付平教授、王利群老师的大力支持和指导。本书对于知识尚浅、经验不足的编者们来说，是一个巨大的挑战。编写过程中，我们遇到了不少难题，曾经想过放弃，但付平教授、王利群老师的支持使编者们坚持了下来，而世界图书编辑部在我们编写过程中一直陪伴我们，时刻给我们提供宝贵的建议，纠正我们的不足之处，使我们的编写工作逐步顺利进行。

　　本书的编写还得到许多医学同道的鼎力援助，在此一并表示衷心的感谢！

参考文献

1. 《生理学》，姚泰主编，人民卫生出版社，2003年
2. 《耳鼻咽喉头颈外科学》，孔维佳主编，人民卫生出版社，2005年
3. 《内科学》，王吉耀主编，人民卫生出版社，2005年
4. 《实用内科学》，陈灏珠主编，人民卫生出版社
5. 《神经外科学》，王忠诚，人民卫生出版社，2008
6. 《临床中枢神经解剖学》，李振平主编，科学出版社，2005
7. 《精神病学》，孙学礼主编，高等教育出版社，2003年2月第1版
8. 《实地解剖学》，羊惠君主编，人民卫生出版社，第1版
9. 《实用骨科学》，胥少汀，人民军医出版社
10. 《眼科学》，葛坚主编，人民卫生出版社，2002年
11. 《耳鼻咽喉头颈外科学》，孔维佳主编，人民卫生出版社，2005年
12. 《皮肤性病学》，张学军主编，人民卫生出版社，2006年
13. 《外科学》，陈孝平主编，人民卫生出版社，2002年
14. 《解读你的身体语言》，(德)库尔特·特佩万，罗伟译，河南人民出版社，2007年
15. 《临床心电图学》，黄宛主编，人民卫生出版社
16. 《心血管病学》，胡大一主编，人民卫生出版社
17. 《临床肾脏病学》，叶任高、李幼姬、刘冠贤主编，人民卫生出版社

18. 《肾脏病鉴别诊断学》，蒋季杰主编，人民军医出版社

19. 《妇产科学》，丰有吉、沈铿主编，人民卫生出版社，2005 年

20. 《妇产科学》，乐杰主编，人民卫生出版社，2004 年

21. 《浅谈身体语言的艺术》，张旭，齐齐哈尔大学学报（哲学社会科学版）

22. 《身体语言辅助文字语言的交际功能》（英文），田惠芳，Teaching English in China, 2006/05

23. 《西方人的身体语言》（英文），新东方英语（中学版），2006/11

24. 《相同的身体语言，不同的文化涵义》，冉力，科技资讯，2008